中 医 小 妙 招 丛 书

一 罐 一 拔

主编 / 王富春　刘晓娜

编委 / 蒋海琳　闫 冰

U0346044

中国中医药出版社

·北 京·

图书在版编目（CIP）数据

一罐一拔小妙招 / 王富春，刘晓娜主编 .—北京：中国中医药出版社，2016.8
（中医小妙招丛书）
ISBN 978-7-5132-3103-9

Ⅰ . ①—⋯　Ⅱ . ①王⋯ ②刘⋯　Ⅲ . ①拔罐疗法　Ⅳ . ① R244.3

中国版本图书馆CIP数据核字（2016）第011329号

中国中医药出版社出版
北京市朝阳区北三环东路28号易亨大厦16层
邮政编码　100013
传真　010 64405750
北京瑞禾彩色印刷有限公司印刷
各地新华书店经销
＊
开本 880×1230　1/32　印张 4　字数 88 千字
2016年8月第1版　2016年8月第1次印刷
书　号　ISBN 978-7-5132-3103-9
＊
定价　20.00元
网址　www.cptcm.com

前言

在中国，无论是身处车水马龙的都市，还是居住在偏远的乡村小镇，在身边看到几个身上有罐印的人都不足为奇。因为拔罐如同喝茶、下棋一样，早已融入我们的生活，成为我们生活的一部分。

生活中，我们可能会看到这样的情景：家人因感受风寒而感冒了，发着高烧，而且腰酸背痛时，家里的老人就会顺手拿一个茶杯或罐头瓶，找一张纸，折一下，点着后，往杯子或罐头瓶里一放，然后迅速扣在患者的后颈或两肩上。不一会儿的工夫，感冒就会好转。拔罐看似简单，其中却蕴藏着深刻的中医治病原理，拔罐能够起到扶正祛邪、调整阴阳、疏通经络、调节脏腑、散寒除湿、行气活血的作用。不吃药，不打针，更不用开刀，还没有什么副作用。其实，生活中很多常见病引起的不适感都能够在火罐的一吸一拔之间"灰飞烟灭"。

针、灸、药是中医学战胜疾病的三大法宝。拔火罐是中国民间流传了千百年的治疗方法，我国民间素有"火罐治百病""针灸拔罐，病去一半"的说法，但前段时间有国外的专家说，拔火罐其实没有效果。拔火罐真是忽悠人吗？中国人又是怎么看的呢？那么小小的火罐真能治病吗？又能治哪些疾病呢？《本草纲目拾遗》中有对拔罐法应用的描述："罐得火气合于肉，既牢不可脱……肉上起红晕，罐中有气水出，风寒尽出。"随着医学的不断发展，受现代生活节奏加快、人们饮食结构不平衡等因素的影响，有一种"小罐子"成为治疗疾病的一种常见方法——神奇火罐：一罐一拔！拔罐的应用非常广泛，最常见的如落枕、肩周炎、风湿痹痛、颈肩腰腿痛、坐骨神经痛、咳嗽、哮喘、胃肠道疾病等。

你也许很想知道，小小火罐为何有如此神奇的疗效？中医学认为此法有通经活络、行气活血、消肿止痛、祛风散寒的作用。加之医生根据患者的不同症状选择相应的腧穴运用不同的拔罐方法，则能调整脏腑功能，协调阴阳平衡。现代研究则认为拔罐可以改善微循环，调节神经系统和免疫系统功能。

你也许想问，拔罐痛苦吗？操作起来简便吗？事实上，这种方法操作简单，只要掌握好要领，就可以预防和治疗疾病，无任何痛苦和毒副作用。小小火罐，大大作用，适合世界各民族人民使用。

火罐疗法，是中华千年的国粹，能否保留传统，回归自然，拥有健康，取决于我们能否"重新发现"健康的根基和真谛！所以，本书将选取现代生活中最常见的疾病，运用最简便的方法，带您"重新发现"拔罐的奥妙，助您拥有健康的未来！本书具有实用性强，覆盖面广，图文并茂，真人彩图展示，可操作性强，疗效确切的优点，不仅可供中医爱好者、中老年人闲暇学习，也可供青年医师、医学生课外阅读。

王富春
2015 年 9 月

目录

一罐一拔小妙招

1 发热

"小案例"——头痛发热的严同学

北方的冬天，如果没有几场雪来装点一番，那怎么算得上真正的冬天呢？可这雪景虽美，打扫起来却也是件苦差事。数九寒天的一场大雪过后，某高校的严同学响应学校号召，和班级同学一同参与了扫雪活动，尽管室外气温很低，但大家伙儿干得却是热火朝天，严同学更是大汗淋漓，恨不得把羽绒服都脱掉。可是当严同学下午回到寝室之后，便开始头痛发热。室友见他状态不好，找来体温计给他测量腋温，才发现他已发烧至 38.7℃，于是赶紧带他去学校医务室就诊。校医见状，当即在他的大椎穴拔上火罐并留罐一段时间，起罐后严同学就觉得发热症状减轻不少，连续治疗 3 天后，严同学的感冒就基本痊愈了。

"小妙招"——大椎退热显奇功

大椎穴位于背部正中线上，第 7 颈椎棘突下凹陷中，即低头时最突出的颈骨下方凹陷处，主治外感病证、热病及头项强痛等病证，是治疗发热的特效穴。大椎穴是三阳经交会之处，又处于督脉之上，故能解表退热、发散风寒。在此穴拔罐时，用止血钳或镊子等夹住 95% 的酒精棉球，一手握罐体，罐口朝下，点燃酒精棉球，伸入罐内旋转一圈立即退出，再迅速将罐扣在大椎穴上，5～10 分钟后起罐。

"小提示"——体育锻炼是关键

● 参加体育锻炼，增强体质，可以多吃一些高热量的食物，及时增减衣物。此外，还可以选择在气温变化较大的时期服用增强免疫力的药物。

● 发热流行期间应保持居室内空气流通，少去公共场所。平时可灸大椎、足三里等穴进行预防保健。

● 若出现高热持续不退、咳嗽加剧、咯吐血痰等症时，宜尽快到医院就诊，采取综合治疗措施。

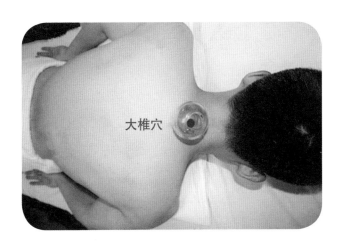

2 咽喉肿痛

"小案例"——咽喉肿痛的小张

气候干燥的秋季，是咽喉炎的高发期，这个时期，很多人都有咽喉紧涩不适之感。推销员小张连日来常常和同事去公司附近的川味火锅店里吃火锅，几天后，小张就觉得喉咙特别不舒服，发干，连说话都特别疼，尤其是早上起床的时候，更是疼得不敢说话。小张很痛苦，后经朋友介绍，去当地的一家中医院就诊，老大夫在了解了他的病情后，用三棱针在他的大椎穴点刺，然后迅速用火罐拔在该穴上，之后便有血液迅速从点刺部位涌出，血色鲜红，留罐一段时间后将罐取下。第二天早上，小张觉得喉咙不像前几日那么疼了，于是又去治疗了 2 天，便基本痊愈了。

"小妙招"——大椎放血疗效佳

大椎穴位于后背正中线上，第 7 颈椎棘突（颈后最高骨）下方凹陷中，是手足三阳经、督脉之会，而督脉为诸阳之海，能统摄全身阳气，故大椎穴具有清热解表之功，是泄热的常用穴位，如风热感冒、咽喉肿痛等疾病就常用此穴位。在大椎穴做点刺拔罐放血治疗时，需嘱患者取坐位或俯卧位，用食指和拇指把穴位处的皮肤提起，然后用消毒后的三棱针迅速点刺，挤出几滴血；再立即用止血钳或镊子等夹住 95% 酒精棉球，一手握罐体，罐口朝下，点燃酒精棉球后伸入罐内旋转一圈立即退出，再迅速将罐扣在大椎穴上，5～10 分钟后起罐即可。

"小提示"——控制出血量是关键

● 在应用刺血拔罐时，动作要迅速，以免血液凝固。另外，出血量须适当，成人每次总量以不超过 10ml 为宜。

● 平时注意保持室内合适的温度和湿度，是防治慢性咽炎的有效措施。否则居室空气干燥及过冷、过热、过湿都可影响咽部黏膜的防御功能，导致功能障碍，日久而成慢性咽炎。

● 拔罐期间要清淡饮食，再辅助一些清爽去火、柔嫩多汁的食品摄入，如梨、苹果等，或多喝水及清凉饮料，但饮料不宜太浓。忌烟、酒、姜、椒、芥、蒜等一切辛辣之物。

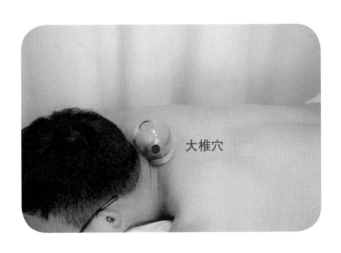

大椎穴

"小案例"——咳嗽不止的王先生

北方的冬季，室内供暖充足，室外则寒气逼人。上班族王先生一个礼拜前因为气温突变而患上了感冒，于是在家附近的诊所输了几天液。如今感冒是好了，但王先生却总是觉得喉咙很痒，想咳嗽，而且一咳嗽就停不下来，尤其到了半夜，王先生更是常常从睡梦中咳醒，使家人和孩子都受到了惊扰。王先生的爱人听别人介绍说拔罐疗法治疗咳嗽效果不错，于是带着王先生来到家附近的中医院就诊，大夫诊断后便在王先生的肺俞穴拔上火罐，并留罐 10 分钟，起罐后王先生就觉得喉咙舒服了很多，连续治疗 3 天后，王先生的症状就得到明显好转，又连续拔了 2 天罐，王先生就彻底康复了。

"小妙招"——巧拔肺俞咳嗽消

肺俞穴位于背部，第 3 胸椎棘突下，即低头时最高颈骨往下数第三个凸起的椎骨下方，再旁开 1.5 寸（约食指与中指并拢时的宽度）处，两侧各一。肺俞穴是治疗呼吸系统疾病的一个很重要的穴位，所有和肺相关的病症都可以通过肺俞穴治疗，其功效主要包括宣肺止咳、解表散寒、清热化痰等。在此穴拔罐时，用止血钳或镊子等夹住 95% 的酒精棉球，一手握罐体，罐口朝下，点燃酒精棉球，伸入罐内旋转一圈立即退出，再迅速将罐分别扣在两侧肺俞穴上，5 ~ 10 分钟后起罐即可。

"小提示"——注意休息是关键

● 内伤咳嗽病程较长，易反复发作，应坚持长期治疗；急性发作时宜标本兼顾；缓解期须从调整肺、脾、肾三脏功能入手，重在治本。

● 本病若出现高热、咯吐脓痰、胸闷、喘促气短等重症时，应及时就医，采用综合治疗措施。

● 感冒流行期间应减少外出，咳嗽发作时应注意休息，谨防病情加重。

● 平时注意锻炼身体，增强体质，提高机体防御疾病的能力及对寒冷环境的适应能力。

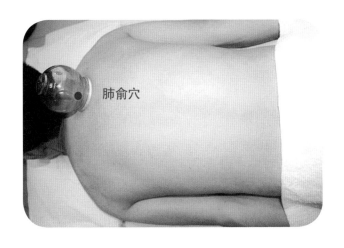

肺俞穴

"小案例"——喉间鸣响的马女士

春、秋季节交替，是呼吸系统疾病最易发作的季节。春天万物复苏，大地呈现一片盎然景象，一切看上去都很美好，但这对于环卫工人马女士却是一个难熬的阶段，因为马女士5年前患上支气管哮喘，所以每到春季就会有鼻子痒、打喷嚏的症状，最严重的时候会觉得胸部憋闷甚至呼吸困难，喉咙有哮鸣音，不能平卧。有时也在夜间突然发作，家人对她的病情格外担忧。今年的春天，马女士听在一起工作的李阿姨说，拔罐疗法治疗哮喘效果很好，能够有效控制哮喘的发作，于是她在休息日时来到家附近的中医诊所就诊。医生在了解了马女士的病情之后，当即在马女士的定喘穴闪罐5分钟，而后在大椎穴和两侧的肺俞穴、肾俞穴上各拔了一个火罐，这样连续治疗了一个月。让马女士感到神奇的是，今年春天真的没再犯病，她感到非常开心。

"小妙招"——闪罐定喘显奇效

定喘穴位于背部，第7颈椎棘突下，旁开0.5寸处，即正坐低头时颈部最高的椎骨下方，旁边0.5寸处（拇指指间关节宽度为1寸），左右各有一穴。定喘穴具有止咳平喘、通宣理肺等功效，对于治疗气喘发作非常显效，且能有效控制哮喘的发病。定喘穴一般采用闪罐法，用止血钳或镊子等夹住95％的酒精棉球，一手握罐

"小提示"——强身防寒是关键

● 哮喘在急性发作期应以控制症状为主；在缓解期以扶助正气、提高抗病能力、控制或延缓急性发作为主。若哮喘发作持续24小时以上，或经治疗12小时以上仍未能控制者，宜及时就诊，采取综合治疗措施。

● 平时积极锻炼身体，增强体质，提高抗病能力。

● 过敏性哮喘者应认真查找过敏原，避免接触而诱发。

● 注意防寒保暖，不吃或少食肥甘厚腻之品及海腥发物。

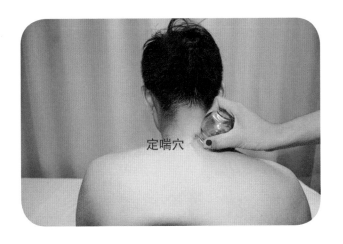

定喘穴

体，罐口朝下，点燃酒精棉球，伸入罐内旋转一圈立即退出，并将罐迅速扣在定喘穴上，再马上拔下，反复操作多次，至局部皮肤潮红充血为止。

5 鼻炎

"小案例"——鼻痒打喷嚏的江同学

江同学 1 年前家里装修后，开始出现鼻痒、鼻塞、流涕、打喷嚏等症状，而且迟迟不见好转，到当地医院就诊后被诊断为过敏性鼻炎，并给予鼻喷激素治疗，但效果一般。现在每天早上起来，总是鼻子很不舒服，尤其一遇到刺激性的气味，就会止不住地流鼻涕、打喷嚏，她甚至发现自己的嗅觉也减退了不少。江同学常年受鼻炎的困扰，严重影响了她的学习和生活，每每天气转凉的时候，症状就会更加严重。后来通过朋友的介绍，她来到当地一家中医院就医，医生在她的身上选取了风池、曲池、肺俞等穴，在穴位处拔了几个火罐，之后用梅花针在印堂穴及两侧迎香穴处分别进行叩刺，每日 1 次，5 次为一个疗程。治疗两个疗程后，江同学鼻痒、喷嚏连连、鼻涕连续不断、嗅觉减退等症状明显缓解，整个人的精神状态也变得好多了。

"小妙招"——风池、肺俞并用，远离鼻炎苦痛

风池、肺俞穴为治疗鼻炎的要穴，风池在项部，枕骨之下，与风府穴相平，胸锁乳突肌与斜方肌上端之间的凹陷处；肺俞穴在背部，第三胸椎棘突下，旁开 1.5 寸。风池穴是祛风要穴，能够宣通鼻窍；而肺俞穴主治肺系疾病，肺开窍于鼻，故治疗鼻炎常用此穴。治疗时，用止血钳或镊子等夹住 95％的酒精棉球，一手握罐体，罐口朝下，点燃酒精棉球，伸入罐内旋转一圈立

"小提示"——牢记远离过敏原

● 远离过敏原，切断发病诱因。

● 调节情志，加强营养，适当锻炼，多做户外活动，以提高机体抗过敏能力。

● 积极防治可能引发本病的其他疾病。

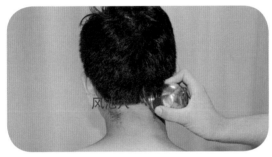

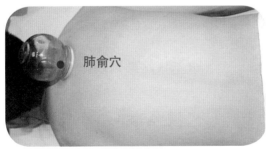

即退出，再迅速将罐扣在肺俞穴上留罐 10 分钟，期间在风池穴处进行闪罐，即点燃酒精棉球后伸入罐内旋转一圈立即退出，并将罐迅速扣在风池穴上，再马上拔下，反复操作多次，至局部皮肤充血为止。一般每日 1 次，5 次为一个疗程。

"小案例"——头晕目眩的李女士

某商场的营业员李女士因为工作的缘故，饮食很不规律，忙的时候常常顾不上吃饭，而且经常一站就是一整天。这几日，李女士时常感到头很晕，觉得周围的景物都在晃动，尤其是在蹲下之后再起来的一瞬间，感觉好像要摔倒似的。时间久了，李女士的精神状态也变得越发不好，做事提不起精神来，严重影响到她的工作和生活。无奈之下，李女士在朋友的陪伴下来到某市中医院就诊，医生在了解了她的病情之后，当即在她的风池穴进行了闪罐。治疗结束后李女士觉得瞬间头脑清醒了不少，头晕的症状也有所缓解，她按照大夫的嘱咐定时吃饭，注意休息，后又连续治疗三天，李女士此后就很少再犯头晕的毛病了。

"小妙招"——头晕目眩真犯愁，巧拔风池不难受

风池穴位于颈部，枕骨之下，胸锁乳突肌与斜方肌上端之间的凹陷处，具有开窍醒神之功，是治疗头晕的特效穴。风池穴位于头项之交界处，对于头痛、眩晕、颈项强痛一类症状治疗效果相当不错。治疗时用止血钳或镊子等夹住95％的酒精棉球，一手握罐体，罐口朝下，点燃酒精棉球伸入罐内旋转一圈立即退出，并将罐迅速扣在风池穴上，再马上拔下，反复操作多次，至局部皮肤充血为止。

"小提示"——饮食规律少油腻

● 积极参加体育锻炼。

● 因颈椎病导致的头晕，要多进行颈部锻炼，摆正坐姿。

● 注意饮食习惯及规律，不要过饥过饱，可少食多餐，少吃油腻食物。

● 保持乐观豁达的心情，遇到不如意的事情要进行自我调节，避免动怒伤肝。

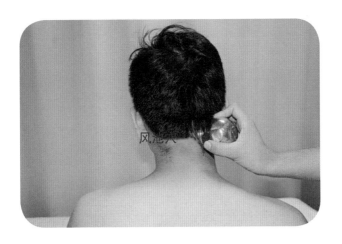

风池穴

7 头痛

"小案例"——头痛欲裂的小张

在社会竞争日趋激烈的当下，每个人或多或少都有自己难言的压力，文员小张亦是如此。结婚不久的小张经常熬夜加班到天明，还常常外出应酬，为的就是努力还清房贷，可是妻子总是抱怨丈夫不陪她。在工作和家庭的双重压力下，小张时常出现间断性头晕头痛，且头两侧痛甚，而且头痛的次数也越发频繁，症状时轻时重，轻则隐隐作痛，使得小张无心工作；严重时甚至伴有恶心呕吐、眼花等症状。痛苦难耐的小张为此来到当地的中医诊所就诊，医生用火罐拔在他的太阳穴上并留罐一段时间。治疗完毕后小张觉得头痛确实缓解了许多，也不那么恶心了，于是又连续治疗了5天，小张头痛的症状就基本消失了。

"小妙招"——解决头痛很简单，哪里疼痛哪里拔

疼痛部位在前额、眉棱骨、鼻根部者，为阳明头痛，可在印堂穴留罐或额部走罐。疼痛部位在侧头部者，为少阳头痛，可在太阳穴处闪罐；疼痛部位在后枕部，或下连于项者，为太阳头痛，可在项部进行走罐；疼痛部位在巅顶部，或连于目系者，为厥阴头痛，可进行督脉走罐，在肝俞、太冲穴留罐。

用止血钳或镊子等夹住95％的酒精棉球，一手握罐体，罐口朝下，点燃酒精棉球，伸入罐内旋转一圈立即退出，再迅速将罐扣在所选穴位上，留罐者直接在穴位留罐 5～10 分钟后起

"小提示"——充足睡眠要保证

● 引发头痛的因素多种多样，若多次拔罐无效或头痛加重者，要排除某些颅脑病变，并采取综合措施，以免延误病情。

● 当出现两侧瞳孔大小不等、项强、神志不清，应高度警惕脑瘤及蛛网膜下腔出血等重症，当有此类症状时应禁罐，及时就医。

● 适当参加体育锻炼，避免过劳和精神刺激，注意休息，保证充足的睡眠，生活、饮食要有规律。

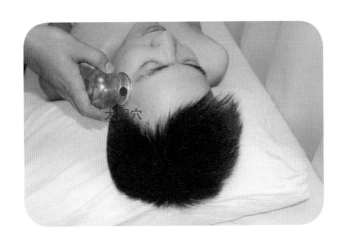

罐；闪罐者将罐迅速扣在穴位上，再马上拔下，反复操作多次，至局部皮肤充血为止；走罐者需在颈部抹一层凡士林，将罐迅速扣在颈部后，在颈部两侧往返移动罐口，至皮肤潮红甚至出痧为度。

"小案例"——头晕乏力的李先生

上班族李先生今年 37 岁，身体向来很好，连感冒也很少光顾他，以前单位组织的几次体检，他几乎一点问题都没有，让其他同事都分外羡慕。大概因为太大意了，后来的几次体检，李先生觉得自己没什么不适，便借口工作太忙没去医院。这阵子李先生忙于重组改建，上上下下忙得不可开交，人就像机器一样很少休息，甚至还连轴转，渐渐地，李先生偶尔感觉自己有点头痛头晕、腰酸背痛，甚至有时还失眠，本以为就是工作太忙的缘故，没怎么特别留意，直到有天夜晚加班时他突然晕倒在办公室里，同事们手忙脚乱地将他抬到了最近的中医院。医生给他测血压时才发现，李先生的血压竟然达到 180/128mmHg，连李先生自己都很诧异。医生让李先生服下降压药后，又用三棱针在他的大椎穴点刺，然后迅速用火罐拔在该穴上，之后便有血液迅速从点刺部位涌出，血色鲜红，留罐一段时间后将罐取下。没多会儿，李先生就觉得头晕头痛的症状好了很多，再测量血压也有所下降。李先生又连续治疗了几日，症状就基本消失了，睡眠也好了很多。

"小妙招"——头晕乏力不要怕，大椎放血疗效好

大椎穴位于后背正中线上，第 7 颈椎棘突（颈后最高椎骨）下方的凹陷中，是手足三阳经、督脉之会，而督脉为诸阳之海，能统摄全身阳气，故大椎穴放血具有清火降压之功效。在大椎穴做点刺拔罐放血治疗时，需嘱患者取坐位或俯卧位，用食指和

"小提示"——劳逸结合少食盐

● 用拔罐疗法治疗高血压期间，要忌食辛辣有刺激性的食物，多食低盐、低脂、蔬菜、水果等清淡食物，戒除烟酒、辛辣之品，调适情志，保持乐观，加强户外锻炼，可提高和巩固疗效。

● 保证充足的睡眠，注意劳逸结合，保持心情愉悦，增强战胜疾病的信心。

● 眩晕、头痛发作明显时可令患者闭目，取舒适卧位（或坐位），少做或不做旋转、弯腰等动作，以免诱发或加重病情，做缓慢、细匀的呼吸动作，或以手指按压印堂、太阳穴，使头面部经气舒畅，眩晕、头痛症状即可减轻。

● 根据国际高血压分级标准，拔罐法适用于轻度高血压，中、重度高血压需配合降压药物治疗。

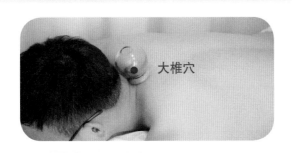

大椎穴

拇指把穴位处的皮肤提起，然后用消毒后的三棱针迅速点刺，挤出几滴血；再立即用止血钳或镊子等夹住 95% 的酒精棉球，一手握罐体，罐口朝下，点燃酒精棉球伸入罐内旋转一圈立即退出，再迅速将罐扣在大椎穴上，5 ~ 10 分钟后起罐即可。

9 失眠

"小案例"——难以入睡的郭同学

很多高三学生都有晚睡复习的习惯，郭同学亦是如此。随着高考一天天的临近，郭同学感到越来越紧张，吃不香也睡不好。郭同学一直是爸妈和老师眼中的好孩子，所有人都认为他一定能考上重点大学，因此他很怕让大家失望。自从模拟考试之后，郭同学就开始失眠，晚上躺在床上翻来覆去不能入睡，越想早点儿睡就越睡不着，即使睡着了也总是做梦，有时凌晨三四点醒了就再也睡不着了。白天整个人昏昏沉沉的，注意力很难集中，听课效率很低。后来父母为了让郭同学保证充足的睡眠，特意嘱咐他早点上床睡觉，结果更糟，有时要两三点才能入睡。眼看孩子的精神状态越来越差，无奈之下，郭同学的父母带他到当地中医院就诊，大夫在详细询问了郭同学的病情后，当即在郭同学的神门穴和三阴交穴拔上火罐。连续治疗一个礼拜后，郭同学入睡的时间越来越早了，晚上也睡得踏实了，学习效率也提高了，郭同学的父母都感到非常高兴。

"小妙招"——巧拔神门三阴交，清脑安神见奇效

神门穴位于腕横纹尺侧端，尺侧腕屈肌腱的桡侧凹陷处；三阴交位于小腿内侧，内踝尖上3寸。心失所养，心神不宁，则失眠、多梦。神门穴位于手少阴心经上，具有补益心气，安定心神之功效；三阴交穴是足三阴经之交汇处，有育阴潜阳之功，

"小提示"——拔罐技巧是关键

● 罐具大小的选择要注意，神门、三阴交等穴要选取小火罐或抽气罐。

● 除常规治疗外，还应针对患者的心理状态，进行说服工作，解除烦恼，消除顾虑和恐惧。

● 睡前不宜喝浓茶、咖啡，少思考。争取每天在固定时间起床、就寝。

● 并应加强体育锻炼，注意劳逸结合。

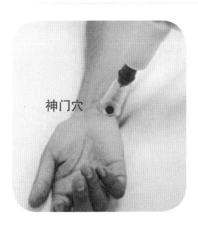

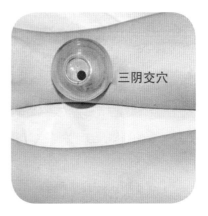

配合神门穴能够调理阴阳、镇静安神。拔罐时用止血钳或镊子等夹住95％的酒精棉球，一手握罐体，罐口朝下，点燃酒精棉球，伸入罐内旋转一圈立即退出，再迅速将罐扣在一侧神门穴上，对侧神门穴及双侧三阴交穴操作亦是如此，5～10分钟后起罐。

"小案例"——常丢东西的范妈妈

大脑是使用频率最高也是最疲劳的器官，随着年龄的增长，大脑功能也随之减退，从而出现记忆力差、健忘等症状。54岁的范妈妈自从退休之后，在家里闲来无事，经常看肥皂剧打发时间。但最近发现自己的记忆力减退，遇事善忘，伴有精神疲倦、腰膝酸软，白头发也越来越多，下午或夜间安静时容易出汗，胸中烦热，甚至心悸失眠，这种现象越来越严重。近日，范妈妈来到家附近的中医诊所就诊，医生用火罐拔在他的肾俞穴和内关穴上并留罐一段时间。数日之后，范妈妈感觉上述症状均有所减轻，遂继续以上法巩固治疗两个疗程，症状基本消除了。

"小妙招"——失眠健忘不要愁，肾俞内关来解忧

肾俞穴位于第二腰椎棘突下旁开1.5寸处；内关穴在前臂掌侧，腕横纹上2寸，掌长肌肌腱与桡侧腕屈肌肌腱之间。因肾藏精生髓，髓聚而为脑，故选肾俞穴以补肾益精，充养脑髓；内关穴是手厥阴心包经上的重要穴位，是络穴也是八脉交会穴，有益心安神、宽胸理气之功效。拔罐时嘱患者取俯卧位，充分暴露穴位皮肤，用止血钳或镊子等夹住95%的酒精棉球，一手握罐体，罐口朝下，点燃酒精棉球，伸入罐内旋转一圈立即退出，再迅速将罐扣在肾俞穴上，对侧亦是如此，另择取小罐以同法施于两侧内关穴，5～10分钟后起罐。

"小提示"——早晚梳头健脑神

● 调节情志，劳逸结合，多参加户外运动，不过度劳累，保证充足睡眠。晨起睡前可用木梳梳头 3 ～ 5 分钟，有醒脑健脑的功效。

● 应规律生活、增强意志，应注意保持情绪稳定，多做一些益智类活动。

● 加强营养，适当增加蛋白质的摄入。

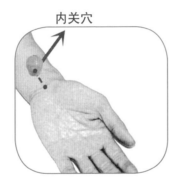

内关穴

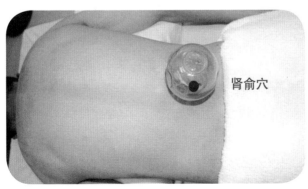

肾俞穴

11 焦虑

"小案例"——喜怒无常的周阿姨

更年期是女性不可逾越的鸿沟，90% 的妇女可出现轻重不等的症状。有人在绝经过渡期已开始出现症状，持续到绝经后 2 ~ 3 年，少数人可持续到绝经后 5 ~ 10 年症状才有所减轻或消失。52 岁的周阿姨进入更年期后，身体素质大大下降，同时还要照顾生病的母亲，而刚刚毕业还没找到工作的孩子和退休的丈夫还在家中无所事事，让周阿姨很是焦虑。周阿姨经常全身紧张，眉头紧皱，唉声叹气，有时看谁都不顺眼，一点小事就大发雷霆，一会儿又痛哭流涕。周阿姨意识到自己的问题，于是来到家附近的中医院就诊，医生用火罐拔在他的太冲穴上并留罐一段时间。治疗完毕后周阿姨觉得心情轻松了许多，脾气也不那么急了，全身紧张的症状也好了许多，又连续治疗了 2 个疗程，紧张焦虑的症状便基本消失了。

"小妙招"——喜怒无常，太冲帮忙

足厥阴肝经对情志的调节效果非常不错，肝主疏泄，肝气郁结，郁而化火则口苦，情志抑郁或易怒。太冲穴位于足背侧，第一、二跖骨结合部之前的凹陷处，是肝经的原穴，从理论上讲，原穴往往调控着该经的总体气血。人生气时，肝也会受到影响，太冲这个肝经的原穴便会显现出一些信号，表现为有压痛感，温度或色泽发生变化，对外界刺激更为敏感。拔罐时选取

"小提示"——自我调节宽心胸

● 调整好自己的心态，保持乐观情绪，树立自信心，消除不应有的恐惧和焦虑。

● 坚持适当的身体锻炼，使自己有充足的精力和体力投入工作和生活中。

● 注意劳逸结合，工作、生活应有规律，睡前不饮酒，不喝茶，以保持良好的睡眠。

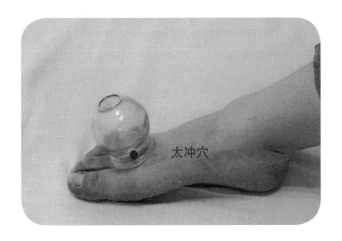

太冲穴

较小的火罐，用止血钳或镊子等夹住 95% 的酒精棉球，一手握罐体，罐口朝下，点燃酒精棉球，伸入罐内旋转一圈立即退出，再迅速将罐扣在太冲穴上，或用小硅胶罐、小抽气罐吸拔穴位，5 ～ 10 分钟后起罐。

12 落枕

"小案例"——颈项强痛的李先生

年近五十的李先生最近刚搬去儿子家里住，由于晚上睡觉时枕头高度不合适，次日晨起后感觉右侧肩颈疼痛，而且头部活动不利，没办法左右扭头，甚至连吃饭时低头夹菜都很困难。李先生的儿子发现父亲落枕了，出于孝心就为李先生按摩肩颈部位，当时似有好转，可过后又逐渐加重，当夜李先生疼痛剧烈彻夜难眠。为求系统治疗，第二天一早李先生的儿子便带着他到当地中医院就诊，医生于李先生的疼痛部位进行闪罐治疗，并针刺落枕穴及后溪穴，当即李先生就感觉疼痛明显减轻，也可以做小幅度的活动，连续治疗三天后即痊愈。

"小妙招"——闪罐局部有奇效

治疗落枕往往在痛点采用闪罐疗法，以疏通经络、舒筋止痛。操作时用止血钳或镊子等夹住95％的酒精棉球，一手握罐体，罐口朝下，点燃酒精棉球，伸入罐内旋转一圈立即退出，并将罐迅速扣在疼痛部位，再马上拔下，反复操作多次，至局部皮肤潮红、充血为度。落枕后应顺着肌肉走行进行闪罐法，此法能较快减轻局部肌肉疼痛及僵硬程度。另外，位于左手背侧第2、3掌骨间凹陷的落枕穴是治疗落枕的特效穴，落枕之后可大力按压此穴或者用毫针予以强刺激，效果显著。

"小提示"——按摩肩颈要科学

● 在落枕的急性期不可轻易按摩肩颈部位，这种刺激容易造成患者病情加重。

● 落枕后要注意局部保暖，局部热敷可缓解疼痛。

● 养成正确的睡眠姿势，枕头不可过高或过低。

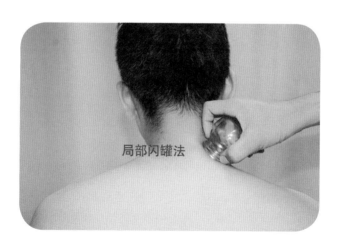

局部闪罐法

"小案例"——头晕手麻的王先生

王先生是某单位的办公室文员，由于长期伏案工作，缺少运动，因此总是觉得颈部酸痛，并且反复发作。最近王先生的症状越发严重，颈部僵硬，疼痛难忍，甚至还伴有头晕、上肢麻木等症状，已经严重影响到工作和生活。最严重的一次，王先生中午趴在桌子上休息后，醒来时感觉自己颈部疼痛难忍，动弹不得，过了好久才稍缓解。王先生意识到是颈椎病在作祟，故到当地中医院就诊。医生取颈椎两侧的颈夹脊，进行走罐，至皮肤潮红为止。起罐后王先生明显感觉颈部疼痛、头晕的症状大为缓解。在医生的建议下，坚持采用上法治疗 3 个疗程后，症状基本消失，他再也不用受颈椎病的困扰了。

"小妙招"——走罐颈夹脊，颈椎症状消

颈椎病多因风寒、外伤、劳损等因素造成，一般出现颈僵、活动受限等症状。先用梅花针轻叩上述部位，以微出血为度。血止后走罐，走罐前在罐口和走罐部位均匀涂抹红花油，走至皮肤潮红为止。起罐后再用艾条温灸 10 分钟，隔日 1 次，10 次为一个疗程。

"小提示"——劳逸结合勤锻炼

● 减少低头伏案工作的时间，常抬头做颈肩部活动。

● 睡觉时枕头的高度要适合，注意肩颈部的保暖。

● 拔罐治疗时要配合推拿，加强肩颈部的功能锻炼。

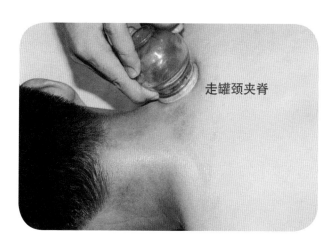

走罐颈夹脊

"小案例"——关节活动不利的胡大妈

胡大妈，是一名退休的下岗职工，平日里和一些退休的阿姨有着一样的工作，白天去买菜，打扫家务，照顾家里人的衣食起居。晚上，还要帮儿子照顾小孩，小孩子很不好照看，胡大妈一抱就是一两个小时。日子久了，突然有一天，在扫地时胡大妈发现自己的右肩部疼痛不适，活动关节有"咔咔"的声响，甚至抬起胳膊都费劲。儿子担心她，给她买了很多药。结果是中药、西药都吃了，但疼痛并没有减轻。近日，胡大妈的肩部越发疼痛，甚至晚上都疼痛得不能入睡，肩部十分怕冷，好像有风一直吹着。她取了一块热毛巾，热敷后疼痛有所缓解，但肩部还是活动不了。于是，儿子不得不带她到家附近的中医院就诊，医生取了天宗穴，采用拔罐法，隔日1次，5次为一个疗程。坚持治疗5个疗程后，疼痛缓解，胡大妈发现关节活动已经无障碍，症状基本痊愈了，胡大妈再也不用受肩周炎的困扰了。

"小妙招"——肩部疼痛拔天宗，关节不痛经络通

肩周炎早期以肩部疼痛为主，夜间加重，并伴有发凉、僵硬的感觉，严重者整夜不能入眠；后期病变组织会有粘连，且并发功能障碍。常取天宗穴位治疗，疗效显著。天宗穴位于肩胛部，冈下窝中央的凹陷处，与第4胸椎相平。简便取穴约在肩胛冈下缘与肩胛下角之间的上三分之一的折点处。用止血钳或

"小提示"——注意保暖加强锻炼

● 拔罐治疗肩周炎有较好的疗效，同时配合推拿和针灸可缩短疗程。

● 治疗期间要注意肩背部的保暖，尤其要注意天气变化带来的肩部不适感。

● 对于有肩周炎的患者，平日里要积极开展肩背部的功能锻炼，以利于功能恢复。

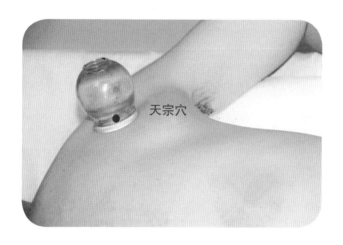

天宗穴

镊子等夹住 95% 的酒精棉球，一手握罐体，罐口朝下，点燃酒精棉球，伸入罐内旋转一圈立即退出，再迅速将罐扣在所选穴位上，留罐 5 ～ 10 分钟后起罐。隔日 1 次，5 次为 1 疗程。肩周炎诸症便可缓解。

15 背痛

"小案例"——背部疼痛的李大哥

李大哥，是一名出租车司机，他为人正直善良，有热心肠，愿意帮助他人，坐过他车的人，没有一人不说他好，他总是能用最少的时间把乘客送到目的地，基于这个原因，很多人都愿意坐他的车。李大哥做出租车司机这么多年，一直认真负责，从没有请过一天假。但近期，他背部时不时地疼，而且感觉有风在背部吹。起初，没有在意，随便买几帖膏药来贴，但是没有什么效果，李师傅没有把这件事和家人说，他自己忍下来了。有一天，李大嫂让他去扛一袋面，李大哥扛到半路，背痛得难以忍受，李大嫂得知此事后，给他买了云南白药，用了几次后，症状稍有缓解。但离开药物后，仍然疼痛难忍。后来李大哥听乘车的顾客介绍，来到了当地的中医院治疗，医生仔细检查后，最后采用走罐法治疗，隔日1次，5次为一疗程。坚持治疗5个疗程后，现在李大哥的背再也不疼了，他又可以一如既往地快乐地做他的出租车司机了。

"小妙招"——走罐脊柱两侧，后背不痛一身"轻"

背痛是现在大多数人都会有的症状，多是由于长时间地坐着，使背部肌肉保持紧张状态，多见于办公室职员或出租车司机，受寒也会引起背痛。治疗背痛最有效的方法就是走罐于脊柱两侧，而脊柱两侧正是足太阳膀胱经的走行部位，即脊柱两侧旁开1.5寸和3寸。方法是在走罐前，在脊柱两侧或罐口涂抹一

"小提示"——注意保暖和坐姿

● 注意保暖。对于背痛的患者，注意保暖是必要的，尤其天气突变时，更要增加衣物，以防止寒气侵袭。

● 注意坐姿。背痛的患者大多数和坐姿有关，多见于办公室职员和开车司机，建议这类从业人员，要经常起身锻炼，舒展背部肌肉。

● 对于平常从事重体力劳动者，更要注意保护自己，以免背部拉伤而留下隐患。

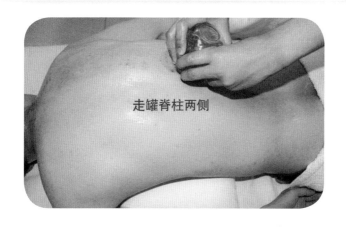

走罐脊柱两侧

些润滑剂，如甘油、液状石蜡、刮痧油等，然后用一手或双手抓住罐子，微微上提，推拉罐体在患者的皮肤上移动，可以向一个方向移动，也可以来回移动，走罐不是一个穴位，而是作用于数个穴位或一段经络，起到行气活血，疏通经络的作用，是治疗背部疼痛最简单有效的方法。

"小案例"——腰部疼痛的余大哥

余大哥，是一名优秀的初中数学老师。深受广大同学的喜爱，作为一名优秀数学教师的他，每天都要站在讲台上给同学们讲解数学题，一站就是三四个小时。晚上还要加班熬夜批卷子，一熬就到凌晨一两点钟。近期，余大哥发现自己的腰腿部出现疼痛，由于长期站立，加上之前腰部又受过外伤，导致他的右臀至大腿内侧、小腿后侧持续性疼痛，疼痛部位固定不变，他感觉自己的大腿和腰像过电一样的疼痛，走路时下肢疼痛更加严重。但他仍要坚持给同学们上课，其他同事知道这件事情后，介绍他来到当地一家中医院就诊，被诊断为腰痛。医生取肾俞穴，采取拔罐法和温和灸，留罐 5 ~ 10 分钟，每日 1 次，5 次为 1 个疗程。经过治疗，余大哥当天疼痛的症状减轻，连续治疗 2 个疗程后，腰痛的症状告愈，他又可以气宇轩昂地站在讲台上给学生们讲课啦。

"小妙招"——肾俞艾灸加拔罐，腰部疾病好大半

腰痛，相当于西医所说的腰椎间盘突出症，表现为腰部冷痛、重着，每遇阴雨天或腰部感寒后加剧，痛处喜温，治疗常在肾俞穴采取拔罐法，得温后疼痛减轻。肾俞位于腰部，当第 2 腰椎棘突下，旁开 1.5 寸，与脐中相对应处即为第 2 腰椎，其棘突下缘旁开约 2 横指。用止血钳或镊子等夹住 95% 的酒精棉球，

"小提示"——注意保暖综合治疗

● 拔罐治疗本证可明显改善症状，治疗期间应严格卧床，最好睡硬板床。

● 注意腰背防寒保暖，对重症患者须配合中西医综合治疗措施。

● 症状明显好转后，可逐步进行背肌锻炼，并在护腰带的保护下，下地做轻微活动。

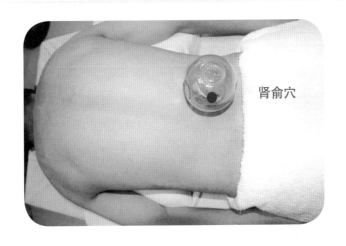

肾俞穴

一手握罐体，罐口朝下，点燃酒精棉球，伸入罐内旋转一圈立即退出，再迅速将罐扣在所选穴位上，留罐 5 ~ 10 分钟，起罐后腰部及沿下肢疼痛的部位加温和灸 20 分钟，以皮肤潮红、人体感觉舒适为度，每日 1 次，5 次为一个疗程。

"小案例"——多年老寒腿的李大姐

李大姐，是一名冷库管理员，常年在阴冷潮湿环境下工作，加之李大姐又是一个爱美的女性，每当别人还穿着棉裤防寒时，她早已穿上了单裤，久而久之，自己不注重对身体的保暖，出现了膝关节疼痛，走路时感觉下肢沉重，感觉双腿不是自己的一样，特别是到了晚上，更是疼痛难忍，根本无法入睡，有几次李大姐半夜都疼得哭了。自从得了这个病之后，李大姐没少到处求医问药，但结果并不理想。李大姐也因此辞去了管理员一职。近期因天气变化，疼痛随之加重，药物根本无法缓解，后经朋友介绍，去了市里一家中医院进行就诊，经过医生的详细检查，被诊断为膝痹病。医生取了足三里穴，进行拔罐法，留罐 5～10 分钟，每日 1 次，5 次为一个疗程。经过一个疗程后，疼痛症状缓解，李大姐认为中医拔罐太神奇了，从此以后，李大姐再也不用为多年的老寒腿苦恼了。

"小妙招"——下肢疼痛真讨厌，巧拔三里不再犯

膝痹病，相当于西医的膝关节骨性关节炎，常由寒、热、风、湿等因素而引起。一旦得了这个病，会出现膝关节疼痛，尤以夜间疼痛加重，关节活动不利。足三里穴对膝关节疼痛具有较好的疗效，足三里穴位于外膝眼下 4 横指处。治疗采用拔罐法，用止血钳或镊子等夹住 95% 的酒精棉球，一手握罐体，罐口朝

"小提示"——注意保暖少负重

● 首先要做适度的膝关节功能锻炼，冬季以慢跑或快速行走为好，对膝关节疼痛的缓解效果良好。

● 减少膝关节负重，不仅可以减轻疼痛，还可以防止病情的发展。

● 冬季一定要注意膝关节保暖，寒冷刺激是诱发膝关节痛的主要原因，冬季锻炼时要防止膝关节受寒。

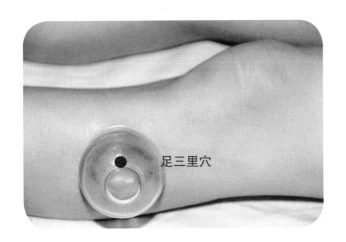

足三里穴

下，点燃酒精棉球，伸入罐内旋转一圈立即退出，再迅速将罐扣在所选穴位上，留罐 5 ~ 10 分钟，每日 1 次，5 次为一个疗程。疗程结束后，膝关节疼痛的症状逐渐缓解了，活动也便利了。

"小案例"——小腿抽筋的罗大姐

罗大姐，34岁，是一名商场的导购员，她是一个自立自强的女性，什么事情都要做到最好，基于这个原因，她在商场的业绩也是所有人中最好的，是其他人学习的榜样。但是长时间的站立，加之由于工作关系长期受寒，没有及时的保暖，她的小腿经常抽筋。起初，罗大姐并没有在意，只是在小腿上带上护膝或者贴上暖贴，症状有所改善。但近期小腿抽筋严重，尤其到了晚上，抽筋频频发作，疼得她根本无法睡觉。罗大姐意识到病情的严重性，经西药治疗后效果不明显。后来同事告诉她到中医院就诊，经过仔细地检查，医生取承山穴拔罐，留罐5～10分钟。每天1次，10天一个疗程，病愈后即可停止。经过一段时间的治疗，罗大姐的症状缓解，小腿抽筋不再反复，再也不受病痛的困扰了，罗大姐比以前更有活力了。她又可以回到商场工作了。

"小妙招"——小腿抽筋莫烦恼，巧拔承山症状消

小腿抽筋常因受寒、缺钙引起，或因睡姿不当导致。承山穴对其有较好的疗效。承山穴位于人体的小腿后面的正中，委中穴与昆仑穴之间，当伸直小腿或足跟上提时，腓肠肌肌腹下出现的尖角凹陷处。首先对患侧承山部位的皮肤进行消毒，再用止血钳或镊子等夹住95%的酒精棉球，一手握罐体，罐口朝下，点

"小提示"——注意保暖加强锻炼

● 饮食中注意补充维生素和钙质，可以吃含钙质丰富的食物，如虾皮、牛奶、豆制品等。

● 平时加强体育锻炼。锻炼之前要作好准备活动，让身体活动开，血液循环顺畅，就能避免腿抽筋。

● 日常要注意关节的保暖，不让局部肌肉受寒。

● 睡眠时要保持正确的姿势，最好是保持平躺睡姿或是右侧睡姿。

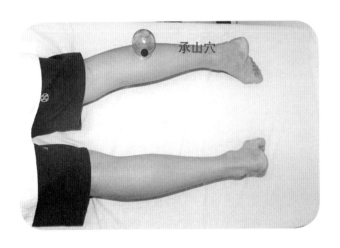

燃酒精棉球后，伸入罐内旋转一圈立即退出，再迅速将罐扣在承山穴上，留罐 5 ~ 10 分钟。每天 1 次，10 天一个疗程，病愈后即可停止。

19 足跟痛

"小案例"——足跟疼痛的张大爷

张大爷，是一位地地道道的农民。正值秋收季节，由于农忙，辛勤的他为了能快些将粮食收入仓中，在田间没日没夜地工作，十分劳累。一天，张大爷发现自己的右足跟出现了酸胀隐痛的感觉，之后的 3 天，疼痛越来越严重，慢慢地发展到行走困难，而且疼痛已经蔓延到了小腿部。痛苦的张大爷不得不试着平躺在床上来缓解疼痛，但还是疼痛不堪。就医后，医生在他的 X 线片上看到，他的足跟底部后外侧的边缘处有一大约 0.2cm×0.4cm 的钩状骨刺。医生取太溪穴，进行拔罐疗法。拔罐后，留罐 10 分钟，每日 1 次，5 次为一个疗程。连续治疗 3 个疗程后，足跟痛症状逐渐消失，张大爷又重新恢复了行走，并且能够少量负重，他又露出了往日灿烂的笑容。

"小妙招"——太溪足跟止痛效果佳

足跟痛症多见于中、老年人。轻者走路、久站才出现疼痛，重者足跟肿胀，不能站立和行走，平卧时亦有持续酸胀或针刺样、灼热样疼痛，甚至牵涉及小腿后侧。病因与骨质增生、跗骨窦内软组织劳损，跟骨静脉压增高等因素有关。对骨质增生者，治疗虽不能消除骨刺，但通过消除骨刺周围软组织的无菌性炎症，疼痛同样可以消除。太溪穴在足内侧内踝后方，当内踝尖

"小提示"——注意休息减少负重

● 急性足跟痛应卧床休息,缓解后也应减少行走、站立和负重,宜穿软底鞋,每天睡前用热水泡脚 30 分钟。

● 平时需要加强护理,避免过量活动,以减少发病概率。

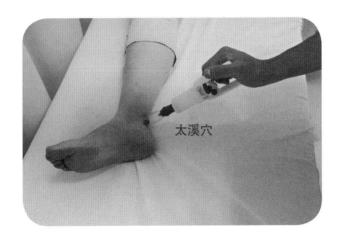

与跟腱之间的凹陷处的中点取穴。拔罐时,用梅花针先在太溪穴浅刺至出血后拔罐,每次留罐 5 ~ 10 分钟,每日 1 次,5 次为一个疗程。

"小案例"——被面瘫困扰的小丽

　　小丽是一家化妆品公司的代言人，因洗澡后不小心着凉，出现左耳后疼痛，她以为只是劳累所致并没在意太多。1周后，继而出现左侧面部发紧，额纹消失，不能皱眉，眼睛不能完全闭合，鼻唇沟变浅，嘴角下垂，喝水时会不自主漏水等症状。这令小丽很苦恼，朋友见到小丽后立即建议她去医院治疗，于是小丽便去了本市的中医院就诊，医生在小丽左脸部的上关、太阳、下关、地仓、外关、合谷、颊车等穴位上运用闪罐法治疗。连续治疗3天后，小丽的症状明显好转，小丽接着治疗了一段时间后，面瘫便彻底痊愈了。

"小妙招"——口眼㖞斜不要怕，患侧面部闪罐法

　　面瘫又名口眼㖞斜，是西医的常见病。可发病于任何年龄段，多以一侧面部发病为多见。闪罐法多用于皮肤麻木、疼痛或功能减退等疾患。选穴：太阳、上关、下关、颊车、地仓。太阳穴：在眉梢与外眼角外延线交点向后约1寸的凹陷中。上关穴：在耳前，颧弓的上缘凹陷处。下关穴：在面部耳前方，颧弓与下颌切迹所形成的凹陷中。颊车穴：在面颊部，下颌角前上方约一横指，当咀嚼时咬肌隆起的最高点，按之凹陷处。地仓穴：在面部口角外侧，上直对瞳孔。中医针灸治疗讲究"近部取穴"原则，治疗面瘫则夺取头面部输血进行治疗。操作时，先用梅花

"小提示"——注意休息减少负重

● 拔罐时要根据所拔位置的面积大小而选择适宜的罐。

● 拔罐时选择适当的体位，以防止火罐脱落。

● 用火罐时应注意勿灼伤或烫伤皮肤。

● 平时需要加强护理，避免过量活动，减少负重。

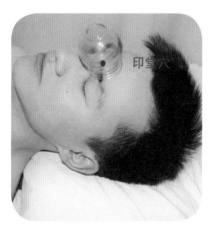
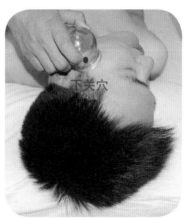

针轻轻叩刺患侧面部太阳、上关、下关、地仓、颊车处，然后在上述穴位上闪罐 5 ～ 10 分钟，再用艾条温和灸 15 分钟，每日 1 次，3 次为一个疗程。

21 面痛

"小案例"——受面痛折磨的苏大姐

苏大姐是一名企业职工，长期在湿冷环境中工作，患有三叉神经痛一年多。因工作繁忙，没时间到医院进行系统治疗，发病期间，间断地服用中西药物治疗，效果不甚明显，三叉神经痛仍反复发作。这次发作持续半天，疼痛持续而且剧烈难忍，不得已便到医院就诊。医生取大椎穴和合谷穴，先用梅花针以中度手法叩刺大椎，然后拔罐，以局部较多血点冒出皮肤为度。合谷穴位采用留罐法，留罐 5 ~ 10 分钟，当天下午疼痛即缓解。该疗法每日 1 次，3 次为一个疗程，之后连续治疗 5 个疗程，面痛彻底恢复，未见复发。

"小妙招"——大椎合谷灸罐法，远离面痛疗效佳

面痛疼痛呈阵发性抽动样痛，痛势剧烈，遇冷加重，得热则舒，故采用拔火罐法。大椎穴位于颈部正中线上，第 7 颈椎棘突下凹陷中，即低头时最突出的颈骨下方凹陷处，主治外感病证、热病及头项强痛等病证，合谷穴在第 1、2 掌骨间，第 2 掌骨桡侧的中点处，中医古语有云："面口合谷收"，即头面部有疾病时，取合谷穴有很好的治疗效果。拔罐时，用止血钳或镊子等夹住 95% 的酒精棉球，一手握罐体，罐口朝下，点燃酒精棉球，伸入罐内旋转一圈立即退出，再迅速将罐扣在大椎和合谷穴上，5 ~ 10 分钟后起罐。

"小提示"——注意运动切断诱因

● 拔罐治疗本病效果不错，但应注意排除脑部占位性病变，所以出现头面部疾病时，应首先做详细系统的诊察后确定病因，然后制订适宜的治疗方案。

● 治疗本病时要注意面部保暖防寒，多静养休息，忌食肥甘、刺激性食物。

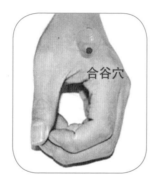

合谷穴

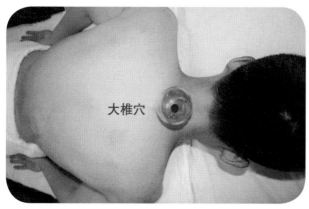

大椎穴

22 牙痛

"小案例"——饱受牙痛折磨的张同学

俗话说：牙疼不是病，疼起来真要命。张同学是一名大四学生，半年前因为上 6 牙髓炎做过牙髓治疗。2 个月前，自感上后牙隐痛，有时左侧半面脸都会连着发痛。因为忙于准备研究生入学考试加之疼痛并不甚剧烈就坚持忍耐了 2 个月，以为忍忍就好了。但 2 个月后，非但疼痛未曾减轻，反而加重。不得已到医院口腔门诊治疗，检查：颌面部对称，开口度正常，左上 6 远中邻面银汞合金充填体完好，叩痛（+）。其余诸牙无异常。医生选择在其左侧面部压痛点进行拔罐治疗，每周 2 ~ 3 次，每次 5 ~ 10 分钟，连续治疗 2 周后张同学的牙痛症状基本消失。

"小妙招"——牙痛治疗很简单，关键巧拔压痛点

牙痛是口腔疾患中常见的症状之一，通常为遇冷、热、酸、甜等刺激时牙痛发作或加重。中医认为多由于风火邪毒侵犯，伤及牙体及牙龈肉，邪聚不散，气血滞留，气穴不通，瘀阻脉络所致。当出现牙痛症状时，可考虑在面部压痛点进行拔罐治疗。操作时要注意，由于需要在下颌部皮肤处进行操作，此处肌肉不甚丰富，拔罐时可选用罐口直径较小 (1.5 ~ 2cm) 的火罐。拔罐的频率以每周 4 ~ 5 次为宜。操作时，用止血钳或镊子等夹住 95％的酒精棉球，一手握罐体，罐口朝下，点燃酒精棉球，伸

"小提示"——注意口腔卫生

● 饮食方面，平时注意少食生冷、刺激性食物，少吃甜食，睡前不要吃糖。

● 平时应多注意口腔清洁，做到每日清晨、睡前两次刷牙。同时，应保证每年去看牙医 4 ~ 5 次，对牙齿进行系统检查。

● 可以用罗红霉素和甲硝唑来减轻疼痛。

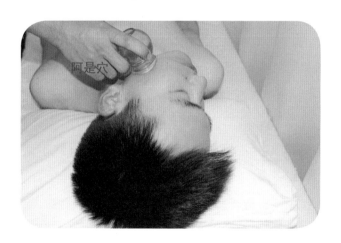

入罐内旋转一圈立即退出，再迅速将罐扣在压痛点上，5 ~ 10 分钟后起罐。

23 口臭

"小案例"——不敢轻易开口说话的黄大哥

黄大哥是一名货车司机，性格开朗。平时爱说爱笑，喜欢与朋友一起聚会，与朋友在一起时喜欢抽烟、喝酒，也喜欢吃辛辣食物。近期，自我感觉口中发臭，与朋友在一起时朋友们也偶尔会说到他口臭。为此，黄大哥便不敢轻易开口说话，个人也为此备感苦恼。为了解决这个困扰，黄大哥决定到口腔科就诊，经过一系列治疗后，并没有明显效果，症状不见缓解。朋友介绍他到中医院就诊，医生经过辨证论治后取胃俞穴，进行放血拔罐，留罐 5 ~ 10 分钟。每天 1 次，10 次为 1 个疗程。治疗 3 天后，黄大哥的口臭就有了明显减轻，黄大哥继续治疗 3 个疗程后，口臭症状消失了。他再也不用为口臭苦恼，并且能够自信地开口说话，性格也恢复了以往的开朗。

"小妙招"——放血拔罐胃俞穴，口气自然更清新

胃俞穴是膀胱经上的穴位，是背俞穴之一。位于背部，第12胸椎棘突下，旁开 1.5 寸。"胃俞"的意思就是将脾、胃湿热之气向外输送入膀胱经。当脾胃出现异常或出现因脾胃而导致的身体问题比如口臭、便秘时，取此穴进行相关治疗均有很好的疗效。拔罐时要选择大小适宜的玻璃罐或真空罐，拔罐的频率以每周 2 ~ 3 次为宜。操作时，让患者俯卧。用 75% 的酒精棉球消毒皮肤，先用梅花针、三棱针快速点刺局部，以皮肤红润稍有

"小提示"——饮食均衡有妙用

● 注意饮食，少吃辛辣厚味，禁食烟酒。生活中多食用新鲜的蔬菜水果，以摄取充足的维生素，保护牙龈。也可适量饮茶，起到清热去火、抗菌消炎的作用。

● 保持心情舒畅。肝火亢盛，耗神伤精，火气上炎也可导致口臭。

● 清洁口腔。选择正确的刷牙方法，每天至少刷 2 次，并养成进食后漱口的习惯。注意舌面清洁也是非常重要的。

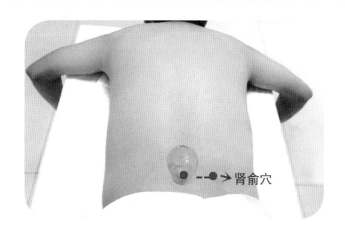

肾俞穴

渗血为好。一手握罐体，罐口朝下，点燃酒精棉球后，伸入罐内旋转一圈立即退出，将火罐迅速拔在刺血部位，留罐 5 ～ 10 分钟。每天 1 次，10 次为一个疗程。3 个疗程后，口臭的症状便可消失。

"小案例"——因食导致的胃痛

大年初五下午 3 点多，正在享受春节假期的张先生睡得正香，突然被一阵剧烈的疼痛弄醒，肚子疼痛并且伴随着阵阵腰痛，他以为是前一天家庭聚会吃到了不干净的东西，以为痛一会，忍一忍，就没事了，他使劲按着肚子觉着舒服点，便没再理会。但是疼痛了一个多小时后，他实在难以忍受，肚子痛的要命，好像有什么东西在里面钻啊钻的，时间已经到了下午 5 点多，本来是吃饭时间了，一天没怎么吃东西的他寻思吃点东西会好一点，可当他看见食物的时候，却什么也吃不下，而且一直想去厕所。他吃点西药仍然无效，疼痛相当的剧烈。张先生便去家附近的中医诊所寻求治疗，医生采用拔罐疗法为他治疗，在其脾俞、胃俞、足三里等穴进行留罐，初次治疗疼痛减轻明显，张先生很高兴，自己也可以安心地准备工作，并且他打算继续接受治疗直到痊愈。

小妙招"——拔罐治疗胃痛效果好，胃脘三里见奇效

在《素问·举痛论》中说，"寒气客于肠胃之间，膜原之下，血不得散，小络急引，故痛。"拔火罐疗法可以温中散寒，解郁泄热，疏通胃气，导滞止痛。胃脘包括上脘、中脘、下脘，为胃痛治疗的要穴。足三里穴是胃经的下合穴，有强壮体魄的作用。在胃脘用较大口径的罐，如兼有呕吐者，再在鸠尾穴上

"小提示"——避免火罐脱落

● 拔罐时，一般应选择肌肉丰满、有弹性的部位。对于皮肤过敏、皮肤破损、肌肉瘦削、毛发过多的部位应慎用，孕妇应慎用。

● 选择适当的体位，一般采用卧位，一旦拔上，不宜移动体位，以免火罐脱落。

● 根据不同部位，选用大小合适的罐具。先在应拔部位比量，罐口与部位吻合，方可应用。

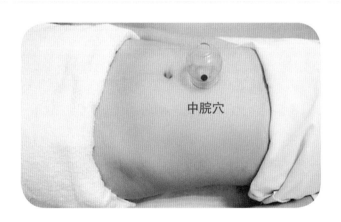

中脘穴

拔罐，每日治疗 1 次。足三里位于小腿外侧，犊鼻下 3 寸。鸠尾穴位于脐上 7 寸，剑突下 0.5 寸。拔罐时用止血钳或镊子等夹住 95% 的酒精棉球，一手握罐体，罐口朝下，点燃酒精棉球，伸入罐内旋转一圈立即退出，再迅速将罐扣在相应穴位上 5~10 分钟后起罐。

"小案例"——受胃胀困扰的张女士

今年 27 岁的张女士，在一家银行工作，上周她像平时一样去食堂吃饭，可吃过后就觉得自己胃里面特别不舒服，好像有一股气抵在嗓子眼儿一样，想打嗝却怎么也打不出来，想排气却又憋得慌，感觉自己肚子特别胀。实在是让人既为难，又难受。晚上回家吃了一点点米饭后，本寻思胃里面有点东西会好受些，可是结果却事与愿违。状况没有好转，反而还出现了憋闷的状况。张女士开始并没在意，虽然有点严重但以前也出现过类似的状况，以为过一段时间养一养就可以好转，可是就在这两天晚上，状况开始更糟，肚子胀的好大，用手一摸又感觉像鼓皮一样硬，连呼吸都有点困难，让她坐也不是站也不是，喝水也不管用。病情持续三天，肚子依旧很胀，张女士很紧张，于是去附近中医馆医治。医生问诊后，在张女士的脾俞拔罐治疗，留罐 10 分钟，拔罐后张女士不仅排气，而且胃胀减轻。

"小妙招"——胃俞治胃胀，拔罐效果好

胃胀主要是由于各种病因影响到胃腑，使胃气不能正常和降，气机停滞于胃脘而形成的。《医醇剩义·胀》曰："胃为水谷之腑，职司出纳。阴寒之气上逆，水谷不能运行，故胀满而胃痛。"胃俞穴隶属于足太阳膀胱经穴，位于背部，第十二胸椎棘突下，旁开 1.5 寸。拔罐此穴时，用止血钳或镊子等夹住 95%

"小提示"——规避风寒要切记

● 拔火罐需待两小时之后才可沐浴，以免寒湿侵袭人体。

● 不宜吃凉性食物，此时脾胃较为虚弱，吃凉性食物易使病情缠绵不愈，甚至加重。

● 若皮肤紫印未消失，期间不宜重复拔罐，女性经期禁止拔罐。

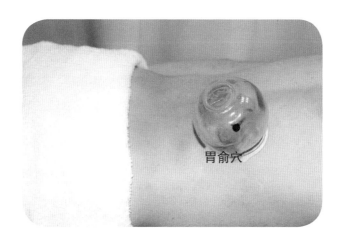

的酒精棉球，一手握罐体，罐口朝下，点燃酒精棉球，伸入罐内旋转一圈立即退出，再迅速将罐扣在胃俞穴上，5 ～ 10 分钟后起罐即可。

"小案例"——过度运动的王同学

今年读高三的王兵，是个爱运动、阳光、积极向上的男孩子，长得一副瘦高个身材的他十分喜欢打篮球。虽然正在紧张准备六月份的高考，但是他也劳逸结合，每周末约上自己的好朋友们去球场挥洒汗水。上周末他们从学校附近的炸鸡店一起吃完晚饭后便一起去打篮球，打完后，回到家里他打算洗个凉水澡后休息一下，可刚躺下腹部便有胀满的感觉、肚子一下子有气压得不行了，他自己找了点胃病的药便去学习了。第二天吃完早饭，他怕迟到就小跑了几步，可刚到站台，他就忍不住要吐，胃里又胀又痛。自己吓坏了，王兵在爸妈的陪同下，去附近的中医门诊接受治疗，经医生仔细询问后，为王兵采取拔罐和艾灸治疗，在他的百会穴进行艾灸操作，同时在神阙和气海穴进行拔罐治疗。操作 10 分钟后，王同学胀满感明显减轻，在医生的建议下打算继续治疗 10 次，他也可以安心准备高考啦，青春活力的王兵又回来了。

"小妙招"——中气不足找气海，胃部下垂不用怕

中医学虽无"胃下垂"病名的记载，但认为此症乃中气不足，气虚下陷所致。脾胃为后天之本，气血生化之源。胃主受纳，以降为顺；脾主运化，以升为和。两者一纳一运，一升一降，互相配合，在心肺的作用下，将水谷精微输布于全身，以维持机体的正常功能活动。由于禀赋不足、机体素弱、七情内伤、

"小提示"——合理锻炼才得宜

● 运动后不宜立即蹲坐休息，不要在大汗淋漓时洗冷、热水浴（或游泳）。

● 要注意准备、整理活动，如热身、慢走、后期的放松等。

● 运动时不宜贪吃冷饮，不宜立即大量喝水。

● 运动后不宜立即吃饭，不宜饮酒、吸烟，不宜大量吃糖。

● 运动后不应该骤降体温。

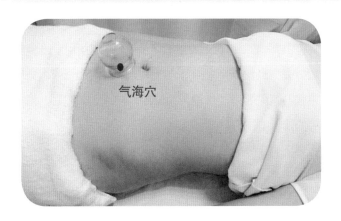

气海穴

饮食劳倦等，均可导致脾胃运化失常，升降失调，脾气不升，反而下陷，则可导致胃下垂和其他脏器下垂。气海穴，位于下腹部，前正中线上，当脐中下 1.5 寸。拔罐时，用止血钳或镊子等夹住 95% 的酒精棉球，一手握罐体，罐口朝下，点燃酒精棉球，伸入罐内旋转一圈立即退出，再迅速将罐扣在气海穴上，5 ~ 10 分钟后起罐即可。

27 打嗝

"小案例"——吃不好睡不好的张奶奶

今年 75 岁的张奶奶，每天晚上已经习惯了睡不着觉、胃胀气、打嗝的状态，经常连续多天晚上成宿不睡觉导致她身体状态很差，而且在饮食方面，只能吃些清淡的饭菜，主食她只吃一些面条、粥和馒头。一些寒性的东西如凉菜、凉开水、凉性水果也因为年老体寒不能吃，葡萄之类的东西需要用热水温一下才能少吃一二个，张奶奶因长期吃不了什么东西，缺乏营养，导致身体抵抗力非常差，而且体重过轻。这对于古稀之年的张奶奶实在不是什么好事，她的儿女都很为她担心。四处求医，不过带张奶奶去医院检查胃的时候，医院的检查结果却是胃里面并没问题。张奶奶随后去中医诊所寻求治疗，医师询问过张奶奶的病史后，选择了中脘与膻中两个穴位进行拔罐治疗，拔罐 1 次后，张奶奶自觉打嗝的情况有了好转，继续进行了 5 次治疗后，张奶奶的打嗝完全治愈了。全家人都非常高兴，老人家可以安度晚年，实属人生一大幸事。

"小妙招"——膻中调气机，拔罐治呃逆

呃逆沉缓有力，其呃得热则减，遇寒加重或于受寒后发病。所以用灸罐法，调动体内阳气。膻中穴在体前正中线，两乳头连线之中点。拔罐此穴位时，用止血钳或镊子等夹住 95％的酒精棉球，一手握罐体，罐口朝下，点燃酒精棉球，伸入罐内旋转

"小提示"——注意饮食调节情志

● 注意日常饮食，少食生冷，吃饭时注意力集中，细嚼慢咽，不大声说话，不看书报，不暴饮暴食，切不可三心二意。

● 注意胃脘部保暖，调适情志，心情开朗，多做户外锻炼。

● 如打嗝见于危重病后期，正气虚败，呃逆不止，饮食不进，出现虚脱倾向者，预后不良，应及时送医院诊治。

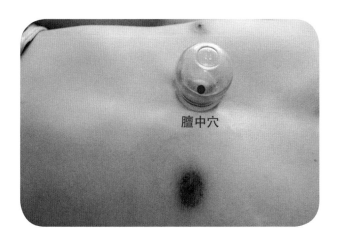

膻中穴

一圈立即退出，再迅速将罐扣在膻中穴上，5～10分钟后起罐即可。

"小案例"——多年呕吐的小张

今年 10 岁的小张帅，本应该和他同龄的孩子们一样爱玩爱笑爱热闹，可他却因为持续呕吐的症状而失去本该属于他的快乐，他的心理状态也很差，这个还在上小学的孩子感受到了疾病的可怕。从他刚生下来 8 个月开始，他的饮食状况便出现异常，不论吃什么东西都会出现呕吐的情况，可真是喝水吐水，喝奶吐奶，尤以干食、水果为重，食后不久就想要吐出来，食用流质、半流质饮食则会稍好一些。年轻的妈妈带着他四处求医显得疲惫不堪，他在当地各大医院都有过就诊的经历，但检查做了不少，却只有胃镜检查显示"浅表性胃炎"，脑 CT 检查也未见异常。病因一直没有找到，张帅的症状也没有任何缓解。于是去看中医，进行拔罐治疗，医生在内关穴上进行拔罐操作，每天 1 次，使得多年的呕吐得以缓解。张帅现在一直坚持治疗。身体越来越好，妈妈也放心了。

"小妙招"——内关止呕有奇效

呕吐是指胃失和降、气逆于上，根据病因及发作时特点的不同可分为饮食停滞和肝气犯胃。内关穴在前臂掌侧，曲泽与大陵的连线上，腕横纹上 2 寸。内关穴是治疗呕吐的特效穴。在此穴位拔罐时，用止血钳或镊子等夹住 95% 的酒精棉球，一手握罐体，罐口朝下，点燃酒精棉球，伸入罐内旋转一圈立即退出，再迅速将罐扣在内关穴上，5 ~ 10 分钟后起罐即可。

"小提示"——辨证准确对症治疗

● 拔罐治疗呕吐有确切的疗效，但对于器质性病变如上消化道严重梗阻、癌肿引起的呕吐以及脑源性呕吐，有时拔罐只是对症处理，应采取中西医结合疗法，特别要重视对原发病的治疗。

● 注意饮食卫生，平衡营养摄入，食物宜清淡，少食多餐，调适情志，保持心情舒畅。

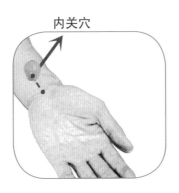

内关穴

29) 腹痛

"小案例"——腹痛泄泻的小张

28 岁的张销售，一个月以前，因为工作业绩名列前茅，所以公司奖励他泰国双人游以资鼓励，他和女友二人便开始了甜蜜的假期。泰国正值酷暑夏月，天气闷热，俩人晚上又在室外露宿，泰国美食琳琅满目，饮食上没有太多的注意，玩得很尽兴。回来后的第二天，问题来了，小张突然开始发热，头痛身重，脘腹发胀，半日后，开始恶心腹痛，接着频发呕吐及泄泻，泻下急迫不爽，粪便黄褐而臭，肛门坠胀，自服黄连素数片后，吐泻渐止。由于工作繁忙，未到医院进一步检查治疗，自此以后，一个月来，经常腹痛隐隐，大便转为时溏时泻，尤其稍进油腻之物，溏泄立即加重，饮食减少，疲乏无力。一周前曾赴某院中医治疗，医生诊断为伤食，选取拔罐治疗。在气海穴留罐，腹泻次数减少，腹痛减轻，仍需继续治疗。

"小妙招"——腹痛泄泻不要怕，拔罐气海显奇效

腹痛是指以胃以下、耻骨毛际以上的部位发生疼痛为主要表现的一种病证。取穴气海，在下腹部，前正中线上，当脐下 1.5 寸。气海穴主要调理胃肠道病，对于急性的、慢性的都有用，促进肠道的良性蠕动、增强胃动力。对于腹胀、肠鸣、绕脐痛、泄泻、急性胃肠炎、小儿腹泻、痢疾、便秘、消化不良、恶心想吐等症状都可以选取此穴治疗。在此穴拔罐时，用止血钳或

"小提示"——辨证分型要认清

● 拔罐对腹痛有较好的疗效，但对剧烈腹痛的患者要注意鉴别，特别是伴有面色苍白、冷汗淋漓、四肢发凉症状者，要考虑有胃穿孔、腹膜炎、宫外孕等急症的可能，应立即送医院诊疗。

● 日常起居要有规律，不贪食生冷，不暴饮暴食。治疗期间三餐以清淡为主。

● 注意腹部保暖，免受风寒侵袭。治疗期间应保持心情舒畅，忌生气恼怒。

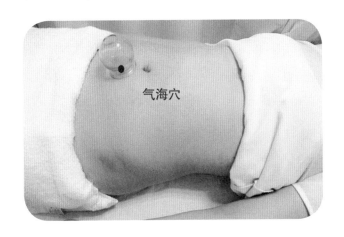

气海穴

镊子等夹住95％的酒精棉球，一手握罐体，罐口朝下，点燃酒精棉球，伸入罐内旋转一圈立即退出，再迅速将罐扣在气海穴上，5～10分钟后起罐即可，每日1次，3次为一个疗程。

30 腹泻

"小案例"——泻下急迫的陈老师

陈老师工作上可谓是尽职尽责，每天早出晚归，对待学生如同自己孩子一样，可是最近，他原本健康的身体，却出现了一些问题。这让同学们非常担忧。事情是这样的，上个星期开始，陈老师毫无缘由地几乎天天出现腹泻的症状，更严重的是，每天都要上六七次厕所排便，便质稀薄如水，伴有肛门极度不适。有时候他正讲课讲得起劲，突然就有了急迫的排便感，不得不安排好同学然后去厕所。同学们起初很是奇怪，一而再，再而三都知道老师身体的不适。大家都很关心陈老师，纷纷让陈老师去医院就诊。苦恼的他在朋友的陪伴下来到了中医诊所，大夫询问了陈老师的情况后，诊断为腹泻，并选择了天枢进行拔火罐治疗，不但能行气活血、祛风除湿，还能拔毒泻热兼温补，具有健脾和胃、疏肝温肾的功效。治疗三次后，陈老师腹泻症状减轻。

"小妙招"——巧拔天枢治腹泻

《寿世保元》说："脾肾虚弱，清晨五更作泻，或全不思饮食，或食而不化，大便不实者，此肾泻也。"此为慢性腹泻；《黄帝内经》说：外邪"传舍于肠胃，在肠胃之时，贲响腹胀，多寒则肠鸣飧泄，食不化，多热则溏出糜"阐明了腹泻可以选取天枢穴。天枢穴取法：位于人体中腹部，肚脐旁开2寸，仰卧取穴。此穴的主治疾病为消化系统疾病，如腹胀、腹泻、腹痛、腹鸣、

"小提示"——注意饮食预防护理

● 禁食辛燥、黏腻、煎炸，以及促进肠蠕动滑肠的食物、寒凉刺激的饮料。

● 合理保养，控制饮食，保证食物卫生。

● 饮食以清淡、细软和易消化为宜，煮粥时可加薏米、山药，以健脾护胃，利水止泻。腹泻期间要吃熟食，尽量减少再次感染的机会。

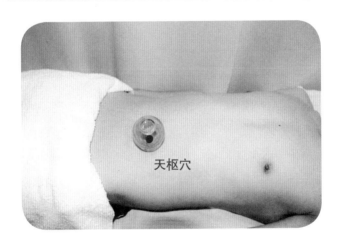

天枢穴

吞酸、呕吐、便秘、黄疸等。此穴为人体经脉上的主要穴道之一。拔罐此穴时，用止血钳或镊子等夹住95％的酒精棉球，一手握罐体，罐口朝下，点燃酒精棉球，伸入罐内旋转一圈立即退出，再迅速将罐扣在天枢穴上，5～10分钟后起罐即可，每日1次，3次为一个疗程。

"小案例"——坚持不"解"的甘奶奶

隔壁的邻居甘奶奶，今年已经 65 岁了。在她心中一直有个难言之隐，就是她常年受到便秘的困扰，上厕所好久都排不出来，而且排便的周期也很不规律。排便困难已经纠缠她两年多了，通常三五天才能排便 1 次，大便需很久蹲出，便后脚麻身倦，有的时候在排便前，左下腹会感到疼痛，排气排便后疼痛会消失。奶奶还经常吃一些通便的药物，以前一两粒就见效，但是现在吃三五粒都没有作用。近日来奶奶已经一周没上厕所了，这让奶奶非常痛苦。她的老伴陪她到医院就诊，检查发现腹部触诊没有压痛，皮肤温度以下腹部较上腹部低，舌质淡而边有齿印，苔薄白，两脉细弱。医生诊断她为虚秘。于是，医生取大肠俞，先在上述各穴用艾条温灸 10 ~ 15 分钟，以局部皮肤红晕为度，后拔罐，留罐 10 分钟，每日 1 次。治疗后的第 2 天，甘奶奶排便一次，甘奶奶发现排便不像以前那么费劲了，时间也比往常缩短许多。坚持连续治疗 10 天后，每天均解大便。治疗结束后，基本恢复正常，甘奶奶终于也可以像常人一样轻轻松松地排便了。

"小妙招"——巧拔大肠俞，排便很轻松

老年人，年老体弱，津液不足，易患便秘。可采用大肠俞穴单纯拔罐法。大肠俞穴位于腰部，当第四腰椎棘突下，旁开 1.5 寸。是隶属于膀胱经的穴位，有理气降胃、调和脾胃的功

"小提示"——注意饮食调节加强运动

● 治疗期间注意饮食节制，忌食生冷，忌暴饮暴食，忌辛辣油腻，养成定时排便的习惯。

● 多参加户外体育锻炼，常做收腹和提肛练习，增强肠蠕动功能，老年人可以养成按摩腹部的习惯，睡前顺时针100圈，逆时针100圈。

● 嘱患者饮食以清淡为主，注意补充膳食纤维。多饮水，多吃蔬菜水果、酸奶，适当吃一些坚果类食品，例如核桃、花生等。

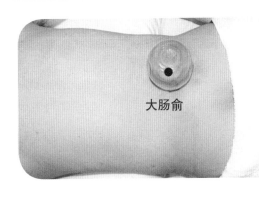

大肠俞

效。施以留罐10分钟，每日1次，5次为一个疗程。便秘症状即可得以缓解，排便恢复正常。如果有排便难、排便痛的症状，可采用大肠俞穴单纯拔罐法。选用合适口径的玻璃罐，用镊子夹住酒精棉球，将其点燃后，伸入罐内旋转一圈立即退出，再迅速将罐具吸拔在腧穴部位，留罐5～10分钟，每日1次。10天一个疗程，效果明显。

"小案例"——如坐针毡的小李

痔疮是一种位于肛门部位的常见疾病，任何年龄都可发病，在我国，痔是最常见的肛肠疾病，素有"十男九痔""十女十痔"的说法。而便秘、长期饮酒、进食大量刺激性食物和久坐久立是主要诱因。小李平时生活中喜欢饮酒、进食辛辣刺激性的食物，而且有轻微的痔疮，平时痔疮发作就如坐针毡很痛苦。但是年轻没太注意。最近一次小李和女友吵架后，找了一群哥们喝酒，年轻气盛，大家喝了大量的酒，第二天早上，小李照常去厕所，起来后出现便血，便池已经鲜血淋漓。而且便后小李感觉肛门非常疼痛，见此情况，把小李吓坏了，赶紧去附近中医院，跟医生讲述所有症状，经过医生的检查，诊断为痔疮，之后医生在他的承山穴拔火罐并留罐，并嘱咐他清淡饮食，连续治疗 7 天后，小李不再便血，痔疮也在渐渐恢复。

"小妙招"——承山治痔疮，百用百灵

承山穴为足太阳膀胱经腧穴，在小腿后面正中，委中穴与昆仑穴之间，当伸直小腿，足跟上提时腓肠肌肌腹下出现凹陷处，是治疗痔疮的特效穴，当您出现大便出血，色鲜红或暗红，出血量不等，自觉肛门处有异物感，或痔疮发作伴有瘙痒、疼痛不适等各种症状时，就可应用足太阳膀胱经上的承山穴。用止血钳或镊子等夹住 95% 的酒精棉球，一手握罐体，罐口朝下，点

"小提示"——安全拔罐要谨记

● 承山穴位于腓肠肌肌腹下的凹陷处，该处拔罐以小罐为宜，以保证力度适宜，起到治疗作用。

● 皮肤薄嫩的人可以适当缩短留罐时间，一般5～10分钟即可。

● 改掉一些坏习惯，比如边上厕所边看报，在马桶上一坐就是十几分钟甚至半小时，不少痔疮患者都有这样的习惯，养成良好的排便习惯是远离痔疮的第一步。

● 日常生活中要多吃新鲜的蔬菜和水果，尤其是纤维素丰富的蔬菜，如青菜、菠菜、芹菜、韭菜、生菜等。少吃辛辣刺激性食物，少喝酒，少抽烟是远离痔疮的必需。因为辣椒、浓茶、咖啡、芥末、酒等刺激性食物，不但会加重肛门局部充血和肛窦发炎，还会减弱血管壁的抵抗能力。

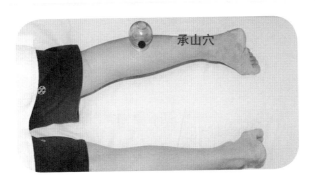

燃酒精棉球，伸入罐内旋转一圈立即退出，再迅速将罐扣在承山穴上，5～10分钟后起罐。

"小案例"——排便不畅、坠胀难忍的小谢

脱肛是指直肠黏膜或直肠脱出肛外的一种病症。主要症状为有肿物自肛门脱出。初发时肿物较小，排便时脱出，便后自行复位，称为Ⅰ度脱肛。稍微严重者，肿物脱出渐频，体积增大，便后需用手托回肛门内，伴有排便不尽和下坠感，为Ⅱ度脱肛。Ⅲ度脱肛在咳嗽、用力甚至站立时亦可脱出。小谢是一家著名公司的设计师，平时总是坐在电脑前工作，起来活动的时间少，时间长了，导致身体瘦弱，气短乏力，而且平素嗜好烟酒、辛辣刺激性的食物，有痔疮史，习惯性便秘，这次发病是由于前一天晚上跟同事出去喝酒，第二天早上去上厕所，结果感觉大便不畅，而且肛门部位有坠胀感，使劲时有轻微疼痛，感觉肛门部位有东西和大便一起排出来，当日即来中医院门诊就诊，经医生全面检查，诊断为脱肛。于是在他的气海穴拔火罐并留罐，并嘱咐他清淡饮食，以流食为主，连续治疗1周后，小谢的上述症状已基本消失。

"小绝招"——脱肛不要怕，气海来帮忙

气海穴，属任脉，为肓之原穴。位于下腹部。前正中线上，当脐中下1.5寸，是治疗脱肛的特效穴，当肿物自肛门脱出，伴有排便不尽和下坠感，随着脱垂加重，引起不同程度的肛门失禁，常有黏液流出，导致肛周皮肤湿疹、瘙痒等各种症状时，

"小提示"——平时恢复锻炼要谨记

● 养成良好的排便习惯，加强身体锻炼，提高免疫力。

● 宜多食酵母、粗粮，多饮水，减少烟酒，治疗期间忌食辛辣刺激性食物，保持大便通畅。

● 宜多食新鲜蔬菜、水果，以及山药、扁豆、莲子、鳝鱼、甲鱼等补脾健胃、益气升提的食品。

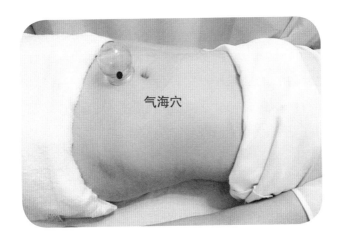

气海穴

就可应用气海穴。用止血钳或镊子等夹住 95% 的酒精棉球，一手握罐体，罐口朝下，点燃酒精棉球，伸入罐内旋转一圈立即退出，再迅速将罐扣在气海穴上，5 ~ 10 分钟后起罐。

34 尿频

"小案例"——为尿频所折磨的胡大爷

62岁的胡大爷，退休前是某单位车队的一名司机。自退休以后，就常出现"起夜"的现象，尤其是近一年，胡大爷跑厕所的次数明显增多，有时白天竟多达16次！更让他痛苦不堪的是，起夜现象也越发频繁，每次都是勉强排出一点尿，回屋躺下，不到半小时竟又有了尿意，有时一晚可达6~7次之多！尿频给胡大爷带来了巨大的身心折磨，由于夜尿频多，他的睡眠质量也受到了严重影响，人也一下子衰老了许多。为了治好自己的毛病，胡大爷来到了中医院就诊。经医生系统检查后，他被诊断为慢性前列腺炎。医生在胡大爷的中极穴拔火罐并留罐。起罐后胡大爷明显感觉腹部温热，十分舒服，医生又对胡大爷进行了艾灸治疗以加强疗效。经过了一个多月的坚持治疗，胡大爷的尿频症状明显好转了，晚上频繁的起夜现象也逐渐消失了。

"小妙招"——拔罐中极穴，调理肾脏效果强

尿频是一种症状，正常人白天排尿4~6次，夜间0~2次，次数明显增多称为"尿频"。中极穴位于前正中线上，脐下4寸，是膀胱之气汇聚于腹部的募穴。当您出现白天排尿次数明显增多达6次以上，夜间达2次以上时，就可应用此穴。用止血钳或镊子等夹住95%的酒精棉球，一手握罐体，罐口朝下，点燃酒精

"小提示"——固护肾阳保安康

● 老年人肾阳虚弱，故而平时要注意腰部保暖。

● 要注意避免腰部劳损，避免长时间保持坐姿，司机等职业尤其要注意。

● 平时要注意多喝水，加快水液代谢。

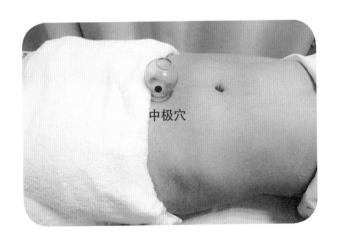

棉球，伸入罐内旋转一圈立即退出，再迅速将罐扣在中极穴上，5 ~ 10 分钟后起罐。

35 月经量多

"小案例"——为月经量多而苦恼的小赵

月经量较正常明显增多，达到 80ml 以上，而周期基本正常者，称为"月经量多"。中医认为，月经量多的主要病机是冲任不固，经血失于制约，总体来说与血有关。宋代陈自明编著的《妇人大全良方》，首先提出了"妇人以血为本"的学术观点，说明了血对于女性的重要性。月经量过多会影响机体正常的生理功能，引起头晕、乏力、心悸、注意力不集中、白天困倦等各种不适症状，若长时间得不到有效治疗，会进而导致气随血耗，阴随血伤，引发痛经甚至不孕。24 岁的小赵最近每次来例假虽然时间和周期都很正常，但月经量却特别多，比别人要多用好几包卫生巾，平时也总是感到头晕、没劲、心慌。这让敏感的小赵十分害怕，担心自己得了不治之症。在同学的建议下，借着学校放假的机会，小赵来到中医院针灸科就诊，经医生系统检查，诊断为月经量多。医生在征得小赵的同意后，在她的次髎穴上拔火罐并留罐，佐以艾灸治疗。经过 3 个月经周期的连续治疗，小赵的月经量终于逐渐恢复正常，各种不舒服的感觉也消失了，原本担忧的心终于安定下来。

"小妙招"——次髎改善经量多

次髎穴为足太阳膀胱经的腧穴，位于第二骶后孔中，约骼后上棘与后正中线之间，是治疗月经量多的特效穴。当出现月

70

"小提示"——注意饮食与休息

● 嘱咐患者平时注意保持心情舒畅，避免精神刺激。

● 注意饮食调理，少食辛辣之品，饮食要易于消化。

● 经期注意休息，避免过度劳累。

● 月经期间不宜拔罐，应在月经前或月经后予以拔罐治疗。

● 次髎穴位于髂后上棘与后正中线之间，身体瘦弱的人骨骼比较明显，肌肉较薄弱，所以拔罐时应注意力度，不要用力碰撞骨骼，以免造成患者不必要的疼痛和不适。

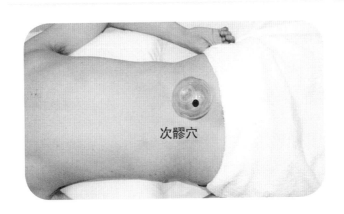

次髎穴

经量较平时明显增多，并伴有心悸、全身无力、腰酸腿痛、失眠多梦、经常感觉疲劳、易感冒等症状时，就可应用足太阳膀胱经上的次髎穴进行治疗。用止血钳或镊子等夹住95％的酒精棉球，一手握罐体，罐口朝下，点燃酒精棉球，伸入罐内旋转一圈立即退出，再迅速将罐扣在次髎穴上，5～10分钟后起罐。

"小案例"——月经量少的霍女士

月经周期正常，但月经量明显减少，甚至点滴即净；或经期缩短不足两天，经量亦少者，均称为"月经量少"。一般连续两个月经周期出现此症状就可确诊。爱美是女人的天性，而月经量少则会导致女性的面部出现暗疮色斑，影响美观，而且这些色斑不是单单用化妆品就能解决的。更为严重的是，月经量少如果长期得不到有效治疗的话，会进一步引发子宫内膜移位、宫颈炎、月经性关节炎、月经性皮疹、月经性牙痛、月经性哮喘等，甚至导致不孕。都市白领霍女士近半年以来每次例假量都特别少，有时候不到三天就没有了，有时候甚至呈点滴状。久而久之，她的面部开始出现隐隐的色斑，这可愁坏了爱美的霍女士。为了消除这一症状，霍女士打针吃药，求医多家，但均效果不佳。最后，抱着侥幸的心理，霍女士经朋友介绍来到她所在城市的中医院针灸科就诊，经医生全面检查，诊断为月经量少，经霍女士同意拔罐治疗后，医生在她的血海穴拔上火罐并留罐，并为她施行了灸疗。连续治疗3个月经周期后，霍女士的经量已趋于正常，脸上的色斑也逐渐消退。霍女士在喜笑颜开的同时，也不禁连连感慨中医疗效的神奇。

"小妙招"——血海活血见奇效

血海穴为足太阴脾经腧穴，屈膝，在髌骨底内侧缘上2寸，当股四头肌内侧头的隆起处，是治疗月经量少的特效穴。当生

"小提示"——原发病证莫耽误

● 若月经量少存在原发病，如子宫发育不良、子宫内膜炎等，应尽早予以治疗。

● 患者经期应注意保暖，避免受凉，切勿冒雨涉水，也不宜过食生冷。

● 节制房事，节制生育，以免手术损伤。

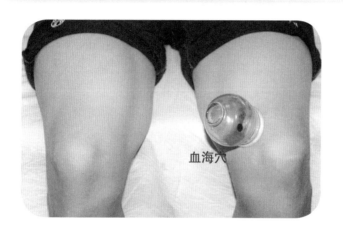

血海穴

理期出现月经量少甚至点滴即净，色淡，并伴有头晕眼花，心悸无力、面色萎黄、下腹空坠、腰酸膝软，足跟痛，头晕耳鸣，尿频、胸闷呕恶等各种症状时，就可使用足太阴脾经上的血海穴予以治疗。用止血钳或镊子等夹住95%的酒精棉球，一手握罐体，罐口朝下，点燃酒精棉球，伸入罐内旋转一圈立即退出，再迅速将罐扣在血海穴上，5～10分钟后起罐。

"小案例"——为月经紊乱而苦恼的王女士

中医学中月经不调有广义和狭义之分,广义的月经不调泛指一切月经病;狭义的月经不调仅仅指月经的周期、经色、经量、经质出现异常,本文所介绍的为狭义的月经不调。对于女性朋友来说,月经意味着她们的资本,但同时她们也不得不承受患病时月经不规律带给她们的烦恼与痛苦。王女士正值 30 出头,是女性的最佳年龄阶段,在同事眼里,她工作积极热情,办事雷厉风行,是公认的先进工作者。但近一年出现的种种症状却一直困扰着她,月经周期时而过短,时而又过长,经量比以前明显增加,有时甚至淋漓不断,严重的时候还会出现剧烈的痛经!这些症状让王女士痛苦不已,整个人很快就憔悴下来。平时工作也没有以前那样干劲十足了。经热心的单位同事介绍,王女士来到中医院针灸科就诊,经医生检查,诊断为月经不调,医生经患者同意拔罐治疗后,在她的关元穴上拔火罐并留罐。起罐后王女士觉得小腹部热热的,舒服多了,再配合艾灸治疗,连续治疗 3 个月经周期后,王女士的月经周期渐渐规律了,经量过多、痛经等症状也全部消失,她终于又能精神焕发地投入到生活与工作中去了。

"小妙招"——拔罐关元效果好,气血通畅月经调

关元穴是任脉穴,位于前正中线上,脐中下 3 寸,为小肠之募穴,是治疗月经不调的特效穴。当出现月经周期的过短、

"小提示"——治疗时间要掌握

● 一般多在经前 5 ～ 7 天开始治疗，至下次月经来潮前再治疗，连续治疗 3 ～ 5 个月直到病愈。若行经时间不能掌握，可于月经净止之日开始治疗，隔日 1 次，直到月经来潮时为止，连续治疗 3 ～ 5 个月。

● 注意经期卫生，少食生冷刺激性饮食；调畅情志，避免过度劳累。

● 若月经不调系生殖系统的器质性病变引起，应尽早做正规治疗。

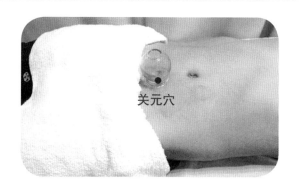

关元穴

过长、紊乱或闭经、经量过多、淋漓不断，甚至出现痛经、经前期综合征等各种症状时，就可应用任脉上的关元穴予以治疗。用止血钳或镊子等夹住 95％ 的酒精棉球，一手握罐体，罐口朝下，点燃酒精棉球，伸入罐内旋转一圈立即退出，再迅速将罐扣在关元穴上，5 ～ 10 分钟后起罐。

38) 痛经

"小案例"——经期淋雨导致痛经的小姜

小姜是一位初三女生，三个月前淋雨受凉后，月经两天便结束了。之后，每个月月事来临，都会出现腹痛难忍的症状，而且月经量也很少，颜色紫黯，有时还夹杂血块。三个月过去了，这些现象仍然没有消失，反而越来越重！小姜到医院求诊，医生认为她属于寒湿之邪客于胞宫，气血凝滞，经行不畅而导致痛经，治疗应温经散寒、健脾化湿。医生对小姜的次髎穴进行了拔火罐，配合艾灸治疗。连续治疗2个月经周期后，小姜经期腹部的疼痛感基本消失了，月经的颜色也恢复了正常。

"小妙招"——痛经实证不可怕，次髎帮你解决它

次髎穴为足太阳膀胱经腧穴，位于第二骶后孔中，约当髂后上棘与后正中线之间，是治疗痛经的经验穴。当出现经前或经期小腹胀痛拒按，胸胁、乳房胀痛，经行不畅，经色紫黯有块，块下痛减，舌紫黯或有瘀点等症状时，可以选择在次髎穴上进行拔罐治疗。用止血钳或镊子等夹住95%的酒精棉球，一手握罐体，罐口朝下，点燃酒精棉球，伸入罐内旋转一圈立即退出，再迅速将罐扣在次髎穴上，5～10分钟后起罐。

"小提示"——调摄饮食，合理作息

● 应注意经期保暖，避免受寒，注意休息，避免劳累。

● 保持情绪舒畅，避免精神刺激，禁食生冷、油腻、辛辣等刺激性食物。

● 注意经期卫生，避免过度劳累，忌房事。

● 对于继发性痛经，在减轻症状后，应积极诊断，治疗原发病。

● 次髎穴位于髂后上棘与后正中线之间，身体瘦弱的人骨骼比较明显，肌肉较薄弱，所以拔罐时应注意力度，不要用力碰撞骨骼，以免造成患者不必要的疼痛和不适。

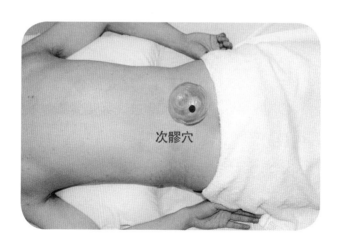

次髎穴

"小案例"——不来月经的小华

小华在公司是个普通的职员，身高 1.6 米，体重却有 65kg。小华很羡慕身边那些身材苗条的女同事，于是她决定食用减肥药。在服用减肥药的过程中，小华的食欲很差，每天只是吃少量的蔬菜、水果、酸奶等。坚持了几个月之后，小华如愿瘦到了45kg，但她的月经却发生了很大的变化。起初减肥时只是月经量少、经期延后，之后就一直没有来月经，而且每天无精打采，皮肤黯黄松弛，头发枯黄，进食后经常呕吐，有几次上班时间甚至晕倒在办公室里。小华自己也意识到了用减肥药减肥给自己身体带来的严重损害，为了寻求系统的中医药治疗，小华来到中医院就诊，中医大夫根据小华的症状，取穴关元、归来、三阴交、血海、足三里在小华身上进行拔火罐治疗，每次留罐 10 分钟，1个疗程之后，小华就来了月经，但是经量很少，又坚持治疗 3 个疗程之后，小华的月经基本恢复了正常。

"小妙招"——归来活血调经见奇效

归来穴是足阳明胃经上的穴位，位于腹部脐下 4 寸，再旁开 2 寸的位置，左右各一穴。该穴具有活血调经的功效，是治疗闭经的效穴。当出现月经初潮来迟或月经量少，渐至月经停闭等症状时，可以选择在归来穴上拔罐或闪罐治疗，效果显著。用止血钳或镊子等夹住 95% 的酒精棉球，一手握罐体，罐口朝下，

"小提示"——补充营养应重视

● 对于气血虚弱的闭经患者，平时应避免劳累并注意调摄饮食补充营养。

● 一定要注意下肢和小腹部位的保暖问题，不穿露脐装和低腰裤，尤其是拔罐之后更要注意拔罐部位的保暖。

● 在治疗期间，应禁烟酒，避免外界不良刺激和精神紧张，适当参加体育锻炼。

● 闭经的治疗应注意治病求本，若为其他原因引起的闭经，如处女膜或阴道闭锁引起闭经者，应及时入院检查并进行系统治疗。

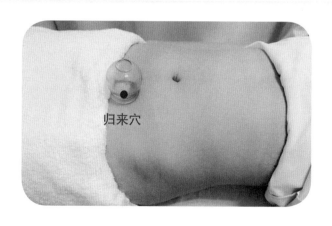

归来穴

点燃酒精棉球，伸入罐内旋转一圈立即退出，再迅速将罐扣在归来穴上，5～10分钟后起罐。治疗同时可配合关元穴、足三里穴拔罐效果更佳。

"小案例"——白带异常的谭女士

谭女士是某工厂车间的普通工人，平日里时常腰酸、怕冷、小腹痛，自己却不以为然。入冬之后，车间里一直潮湿阴冷，谭女士发觉自己白带量比平时多，以为是卫生问题，去药店购买了卫生洗液。用药一周之后不但没有好转，谭女士反而觉得白带异常量多、淋漓不断，而且质地稀薄如水，近日来还觉得小腹有冷感，这给谭女士造成了很大困扰。谭女士利用休息时间来到家附近的中医院进行咨询，中医大夫告诉谭女士，这种白带异常也是一种妇科疾病，需要加以重视。经过辨证分析，中医大夫在谭女士的关元穴、中极穴、带脉穴上闪罐数次并留罐十分钟，又在白环俞穴、三阴交穴、肾俞穴、次髎穴拔罐留罐 10 分钟。谭女士接受治疗一周之后，白带量明显减少，又坚持治疗两个疗程之后，白带量基本恢复了正常，平日腰酸怕冷的毛病也没有了。

"小妙招"——健脾除湿次髎穴，白带异常疗效好

次髎穴隶属于足太阳膀胱经，位于髂后上棘与后正中线之间，正对第 2 骶后孔，具有补益下焦、强腰利湿的功能，能够疏导水液、健脾除湿，对于受寒、受潮引起的白带异常具有非常好的治疗效果。在此穴拔罐时，用止血钳或镊子等夹住 95% 的酒精棉球，一手握罐体，罐口朝下，点燃酒精棉球后，伸入罐内旋转一圈立即退出，再迅速将罐扣在次髎穴上，5 ~ 10 分钟后起罐。

"小提示"——防止受寒需注意

● 一定要注意经期勿冒雨涉水，下肢和小腹都要注意保暖，不穿露脐装和低腰裤，无论何时都要避免使小腹受寒。

● 养成良好的卫生习惯，注意经期卫生及孕产期调护，注意饮食营养与局部卫生清洁。

● 平时应清心寡欲，减少房事。劳逸适度，多进行户外运动。

● 病情较重者可配合药物内服及外阴部药物洗浴等法，以增强疗效。

● 在治疗期间，应禁烟酒，避免外界不良刺激，避免过劳和精神刺激。

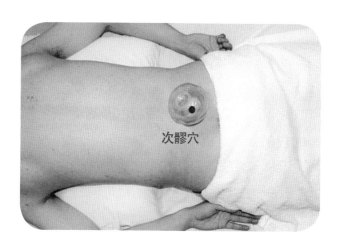

次髎穴

41 子宫脱垂

"小案例"——精神疲惫的王女士

王女士年轻时身体就比较瘦弱，时常觉得精神疲惫、四肢无力、小腹重坠。后来王女士怀孕时医生曾建议王女士选择剖宫产，王女士却执意顺产。分娩时王女士消耗了大量体力，在没有完全恢复身体的时候，王女士又不得不从事一些家务工作，这给王女士的健康造成了很大的损害。这两年以来，王女士常常会有力不从心的感觉，不仅白天要上班，下班回家还要带孩子，大量的工作和家务更是使王女士身心疲惫。近日里由于工作压力增大，王女士时常感觉小腹部有下坠感，并出现尿急、便秘、白带增多，有时甚至影响夫妻生活。王女士来到中医院经检查后被诊断为子宫脱垂Ⅰ度，中医大夫嘱咐王女士每天多休息，并用火罐拔她的气海穴脾俞穴、胃俞穴、子宫穴和三阴交穴并留罐10分钟，治疗3个疗程后，王女士症状明显减轻，整个人也有了精神，能够正常的生活和工作。

"小妙招"——气海行气显奇效

气海穴是任脉上的穴位，位于下腹部前正中线，脐中下1.5寸。中医认为气海穴是元气的生发地，是强壮保健的要穴。在气海穴处拔罐能够激发人体的正气运行，使向下脱垂的子宫具有向上归位的力量。在此穴拔罐时，用止血钳或镊子等夹住95％的酒精棉球，一手握罐体，罐口朝下，点燃酒精棉球，伸入罐内

"小提示"——调理是关键

● 治疗期间多食用补养气血的食物，在饮食上调理。

● 避免超重劳动和长期蹲、站位劳动，适当锻炼，调节饮食，节制房事，加强妇女保健和卫生措施。

● 要配合控制感染、慢性咳嗽、便秘等病症，避免其他疾病的影响。

● 治疗周期长，患者要有一定的耐心、信心，积极配合治疗。

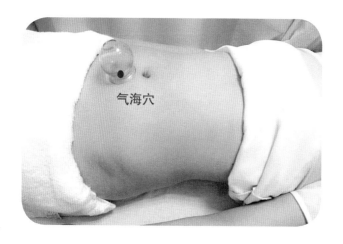

气海穴

旋转一圈立即退出，再迅速将罐扣在相应的穴位上，10 分钟后起罐。另外，位于脐下 4 寸又旁开 3 寸的子宫穴是治疗子宫脱垂的有效穴位，此穴可留罐、闪罐，配合气海穴治疗子宫脱垂效果显著。

42 产后缺乳

"小案例"——乳汁不够的产妇

由于家中习俗的缘故，李女士在宝宝刚出生后的 6 个小时里一直没有开奶，只是喂了些糖水，于是李女士耽误了最佳的开奶时间。此后的几天里，李女士的奶水就一直不够，宝宝饿的时常哭闹不止，家人没有办法，只好添加些奶粉喂给宝宝。李女士知道自己奶水不够，心中着急上火，奶水就更少了，又不能只给宝宝喂奶粉，毕竟奶粉不能完全满足新生儿对于营养的需求，而且宝宝需要通过吸吮母亲的乳汁才能获取绝大多数的抗体，无奈之下只好寻求中医治疗。中医用火罐拔在李女士的乳根穴、足三里穴并留罐 10 分钟，又在李女士的膻中穴上闪罐后留罐 10 分钟，起罐之后又用推拿手法给李女士治疗，当天李女士自觉乳汁分泌比之前要多，连续治疗一周之后，李女士的乳汁就可以喂饱自己的宝宝，不用再添加奶粉了。

"小妙招"——产后缺乳拔乳根

足阳明胃经的乳根穴位于第 5 肋间隙，乳头直下，前正中线旁开 4 寸的位置。该穴位是治疗产后缺乳的要穴，在此穴拔罐可以起到通经活络、行气解郁的作用，局部气血疏通之后，便能促进乳汁的分泌。在乳根穴拔罐，还可以激发足阳明胃经的经气，调节全身的气血，气血通畅则乳汁分泌充足。拔罐此穴时，用止血钳或镊子等夹住 95％ 的酒精棉球，一手握罐体，罐口朝

"小提示"——调摄饮食，合理作息

● 产妇的乳房增大，乳头直下位置很可能不准，拨罐时应注意乳根穴的位置，并且手法宜轻柔，切忌损伤乳房。

● 哺乳期妇女平时应该多休息，平衡摄取多种营养。

● 哺乳期妇女应该保持舒畅的心情，避免过度疲劳，并保证充足的睡眠。

● 掌握正确的哺乳方法，保证科学的人工喂养。

● 当发现乳汁不能满足婴儿需要时，应积极早期治疗，缺乳时间越短，拨罐治疗效果越好。

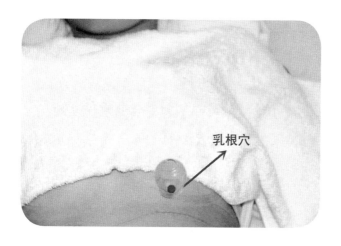

乳根穴

下，点燃酒精棉球，伸入罐内旋转一圈立即退出，再迅速将罐扣在乳根穴上，5 ~ 10 分钟后起罐。

43 产后腹痛

"小案例"——腹痛难忍的陈女士

随着医疗技术的不断向前发展，中医对于妇科病证的研究也越来越重视。患者陈女士平素月经时期就常常肚子疼，而且血色比较晦暗，血里还常常夹有血块。正值临产时期，家人都比较担心陈女士和孩子的安危，于是到了当地最权威的妇幼医院，虽然生产过程很顺利，母子平安，但在之后的一天里，陈女士的小腹部时时感到疼痛，有时甚至疼痛难忍。经中医大夫会诊之后，将陈女士诊断为产后腹痛，陈女士平素就有痛经的毛病，生产之后身体更是虚弱，腹部疼痛难忍。中医大夫当即在她的中极穴上闪罐后留罐 10 分钟，后又取穴气海、子宫还有后背的膈俞进行拔火罐治疗。留罐 10 分钟之后起下，李女士当即觉得小腹部没有之前那么疼痛了，连续治疗 3 天后，李女士就基本痊愈了。

"小妙招"——子宫补肾调水显奇功

子宫穴是在十四经穴之外的奇穴，位置在肚脐下 4 寸，又旁开 3 寸的位置，左右各一穴。此穴具有补肾气、调经水的作用，是妇科经产之要穴，对于治疗产后腹痛效果显著。当出现因生产时失血过多或者受寒而导致的下腹部阵阵疼痛，就可以在此穴拔罐，会有意想不到的效果。在此穴拔罐时，用止血钳或镊子等夹住 95% 的酒精棉球，一手握罐体，罐口朝下，点燃酒精棉球后，伸入罐内旋转一圈立即退出，再迅速将罐扣在子宫穴上，5 ～ 10 分钟后起罐。

"小提示"——安全拔罐要谨记

● 新产妇在坐月子期间，一定要注意保暖，切勿冒雨涉水或者受寒。

● 妇女生产之后身体虚弱，若要拔火罐治疗，手法宜轻柔，不宜使用过大的罐子。

● 若为剖宫产，则应避开刀口，以免引起刀口撕裂，造成孕妇不必要的疼痛和刀口感染。

● 皮肤薄嫩的人可以适当缩短留罐时间，5 ~ 10 分钟即可。

● 产妇若出现产后腹痛一定要高度注意，要明确病因后对症治疗。

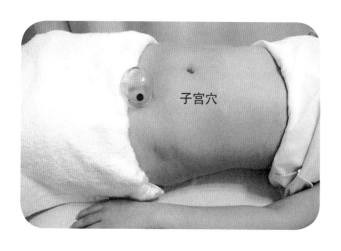

子宫穴

44 小儿厌食

"小案例"——不爱吃饭的小丽娜

丽娜是一个活泼好动的 4 岁小姑娘，长得十分可爱，每次家里来客人都会对她爱不释手，并且买很多小丽娜爱吃的零食，比如薯条、薯片、可乐、肯德基等。每次小丽娜都会一边和叔叔阿姨玩游戏，一边往嘴里塞零食，玩的满头大汗才会停止。可是最近小丽娜的妈妈发现每次喂她吃饭的时候，她都会躲开，如若强行喂饭，丽娜不仅吃得少，还会大哭大叫地抗拒，丽娜的妈妈对此伤透了脑筋，这种情况持续了一个月之久，听从医生的建议口服锌剂铁剂也未见好转。一次偶然的机会让小丽娜接触到了中医拔罐疗法，医生取穴中脘、天枢、气海、建里、脾俞、胃俞、肝俞、足三里进行拔罐治疗，每次留罐 10 分钟，隔日 1 次，10次之后小丽娜的厌食症状有了明显好转，可以配合妈妈正常吃饭了。小丽娜的症状是典型的小儿厌食症，这种疾病是指小儿较长期食欲减退或食欲缺乏为主的症状，是儿科常见的病症，临床上多以厌食为主诉。由于家庭经济条件普遍改善、儿童食品市场供应增多、家长缺乏科学喂养知识，导致孩子养成了乱吃零食、过食冷饮等不良饮食习惯，而致食欲下降。

"小妙招"——调理脾胃足三里，孩子吃饭就是香

中医认为脾胃为后天之本，脾主运化，胃主受纳，人的饮食与消化同脾胃的关系最为密切，所以小儿厌食应该重点在脾胃论治。足三里穴是足阳明胃经的下合穴，位于小腿外侧膝眼

"小提示"——科学喂养是重点

● 发现孩子出现厌食症状时，应先将患儿带到正规医院儿科或消化内科进行全面细致检查，排除导致厌食的慢性疾病，排除缺铁、缺锌。确定引起厌食症的原因，并积极治疗原发病。

● 在日常生活中，家长应该避免"追喂"等过分关注孩子进食的行为；当孩子故意拒食时，不能迁就，如一两顿不吃，家长也不要担心，这说明孩子摄入的能量已经够了，到一定的时间孩子自然会要求进食；决不能以满足孩子要求作为让其进食的条件。

● 饮食要规律，定时进餐，保证饮食卫生；生活规律，睡眠充足，定时排便；营养要全面，多吃粗粮杂粮和水果蔬菜；节制零食和甜食，少喝饮料。

● 拔罐治疗时可将背部穴位与腹部穴位分开取穴，以患儿舒适为度。

下 3 寸，同时足阳明胃经与足少阴脾经相表里。传统中医认为，按摩足三里有调节机体免疫力、增强抗病能力、调理脾胃、补中益气、生发胃气、燥化脾湿的功效。拔罐过程中要注意选用罐口较小的火罐，不要灼伤患儿的皮肤，每次 5 ~ 10 分钟即可起罐。

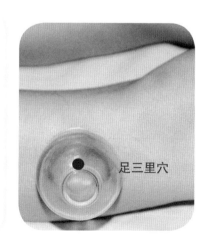

足三里穴

"小案例"——夜间哭闹的任宝宝

伴随着第一声啼哭，一个新的生命就开始了。小婴儿不会说话，只能通过啼哭来表达要求和痛苦，比如饥饿、疼痛、潮湿、冷热等，均可引起小儿啼哭。此时若喂以乳食、安抚亲昵、更换潮湿尿布、调整衣被厚薄后，啼哭便会逐渐停止。可是3周岁的任宝宝最近一个月总是白天能够安静入睡，每到夜晚却无原因地哭闹不安，家里人四处寻医问药，甚至开始祈祷鬼神，可效果不佳，反而加重了症状。为此家人很是焦心，经邻居介绍，最终任宝宝的家人选择了中医疗法。由于任宝宝年龄还小，喂药不便，医生采取拔罐和推拿配合疗法，选取印堂穴、太冲穴、内关穴用小罐留罐5分钟，并按摩百会穴、四神聪穴、安眠穴、神门穴等不宜拔罐的穴位，配合治疗一个疗程后，任宝宝的症状有了明显改善，晚上能够安然入睡，夜里醒来的次数由之前的5～6次减少到1次或者不醒。

"小妙招"——小儿啼哭不要怕，拔罐内关和推拿

内关穴位于前臂正中，腕横纹上2寸，在桡侧屈腕肌腱同掌长肌腱之间取穴，此穴为心包经的络穴，是八脉交会穴之一，通于阴维脉，主治本经经病和胃、心、心包络疾患，以及与情志失和、气机阻滞有关的脏腑器官、肢体病变。小儿神气怯弱，智慧未充，容易被外界异物或异声惊扰，如果心神受惊，睡中惊

"小提示"——找出诱因是关键

● 小儿啼哭的原因很多，家长不可盲目喂食或安慰，要耐心找出啼哭的原因。

● 小儿气血尚未充足，且皮肤娇嫩，留罐时要格外注意，不可长时间留罐。

● 夜间应保持室内安静、温度适宜、避免强光，给孩子营造一个舒适的睡眠环境。

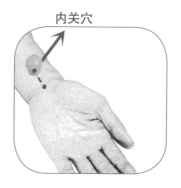

内关穴

悸而突然啼哭，此时在排除其他诱因的情况下，可先在内关穴拔罐 5 ～ 10 分钟，起罐后在穴位上涂抹少许按摩精油，并轻柔地按摩推拿便可以达到镇静安神的效果。

"小案例"——调皮好动的小李昊

小学阶段是一个人成长的重要阶段，是德、智、体、美、劳诸方面发展的奠基阶段。但是正在念三年级的小李昊却很调皮，注意力明显不集中、小动作多、乱跑乱跳、自控能力差、难以完成家庭作业，不仅自己的考试成绩常常不及格，还影响了身边同学的正常学习，这些导致了同学们远离他，不愿意和他接触，小李昊因此不愿意上学，学习成绩一落千丈，家长和老师对这种情况都很忧心。后到中医门诊就医，小李昊被确诊为注意缺陷障碍（伴多动），也就是我们常说的多动症。医生采用拔罐疗法，取穴丰隆、足三里、肝俞、三阴交、膈俞、身柱、神道、大椎，每次留罐 10 分钟，经过两个疗程的治疗及心理辅导，小李昊的症状明显减轻，上课注意力集中时间加长，学习成绩也有所提高。

"小妙招"——疏导督脉调情志

小儿多动症是由多种生物因素、心理因素及社会因素所致，所以该疾病的治疗重点在于情志的调节。督脉属于人体的奇经八脉，具有治疗神志疾病的作用。拔罐时可选取督脉上的身柱穴和神道穴进行留罐治疗，身柱穴和神道穴分别位于颈后最高骨下数第 3 个凸起下方的凹陷和第 5 个凸起下方的凹陷。在这两个穴位拔罐时，用止血钳或者镊子等夹住 95% 的酒精棉球，一手握住罐体，罐口朝下，点燃酒精棉球，伸入罐中旋转一圈立即退出，

"小提示"——沟通教育是关键

● 该疾病需要教师和家长对孩子进行行为管理和心理教育，避免粗暴的管教方式。

● 小儿皮肤娇嫩，留罐时要注意观察皮肤有无异样，不可长时间留罐。

● 若孩子在治疗期间需要服用药物，家长需要监督孩子服药，加强药物保管，不要让孩子自己取用，以免发生意外。

● 与老师沟通，了解孩子在学校的表现，提醒、协助老师完成问卷评估；向医生描述孩子的变化，帮助医生准确地调整治疗方案。

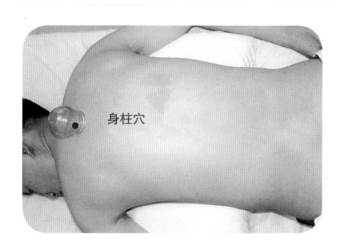

身柱穴

再迅速将罐扣在穴位上，5～10分钟后起罐。此外家长可以给孩子按摩头部督脉穴位，以达到安神定志的效果。

"小案例"——害羞的双双

在老师和家人的印象中，双双是一个文静又有点害羞的九岁小姑娘，不善于表达却很善解人意，但是一次经历让双双变得不再愿意与人接触。一天双双在放学回家的途中，路边突然停下一辆面包车，奔下来两个人向双双跑去，抓住双双想将她抓进车里。这一幕被路边巡逻的警察看到，及时制止并将坏人逮捕归案。虽然双双被及时解救下来，但从那以后双双变得沉默寡言，不愿和周围同学和老师接触，对所有人都处于一种戒备状态。双双的妈妈发现她经常做噩梦，夜里会惊醒，并且开始出现遗尿的症状。事情过去两周后，双双的症状没有好转，反而加重了许多。因此，双双的父母带着双双走进了附近的中医院就诊。医生根据双双的症状采用了拔罐疗法，取穴膀胱俞、气海、关元、三阴交、内关，单纯采用拔罐法，留罐 5～10 分钟，10 次为一个疗程。在这个过程中，双双的父母一直陪在她的身边，不断地开导她，呵护她。一个疗程后，双双的遗尿症状有了明显改善，晚上睡觉也不会出现遗尿和惊醒了，并且不再抗拒和周围的人接触，变得爱笑了许多。

"小妙招"——膀胱俞清热利湿见奇功

膀胱俞在骶部，骶正中嵴旁 1.5 寸，平第 2 骶后孔，即第 2 骶椎棘突下，旁开 1.5 寸。此穴是治疗夜尿的常用经验穴，小儿遗尿选用此穴拔罐，能够清热利湿、通经活络，温利肾水。

"小提示"——调摄饮食，合理作息

● 家长应该解除孩子的心理负担，让孩子树立起信心，一旦孩子没有尿床要给予表扬和鼓励，孩子的尿床现象将会减少。

● 孩子的卧具应干爽舒适，父母应在孩子经常尿床的时间提前一些叫醒孩子排尿。每天晚上入睡前先排尿，夜间父母对孩子的排尿的"表示"要能作出及时反应，不要让孩子憋急了尿床。

● 家长不要睡前给孩子看惊险电视或讲恐怖故事，不要吓唬孩子。白天不要让孩子玩得太兴奋，孩子太疲劳时更要及时叫醒排尿以防孩子睡得沉而尿床。对经常尿床的孩子，晚饭要吃得淡一些，晚上应少饮水，不要吃含水量多的水果。

● 生活中要加强孩子的个人卫生，注意清洗局部，内裤要天天换洗，尿湿后要及时更换。有的父母认为，让孩子穿湿裤子，孩子难受了下次就改了，但湿裤子的寒冷刺激可能让孩子夜间又遗尿。

拔罐时，用止血钳或镊子等夹住95％的酒精棉球，一手握罐体，罐口朝下，点燃酒精棉球，伸入罐内旋转一圈立即退出，再迅速将罐扣在穴位上，每次留罐5～10分钟即可。

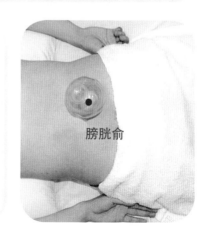

膀胱俞

48 风疹

"小案例"——浑身瘙痒的小明明

新年过后，正是北方地区春季来临之际，万物复苏，春天是个生长、生发的季节。同样，人们也应该对一些疾病加强防范。比如风疹、过敏性鼻炎等一些小疾病，恰恰是这些小疾病困扰着我们，明明就深受其害。当时恰逢正月十五，是喜气洋洋的元宵节，明明的家里准备了丰盛的晚餐，有鸡肉、鱼肉、大虾、螃蟹、鸡蛋等，全都是他最爱吃的，色香味俱全，这对明明是个诱惑。一上桌他就挑了些大个的螃蟹，三下五除二就吃了个精光，接着又吃了好多其他菜，直到吃得饱饱的才满意地离开餐桌。由于吃了很多好吃的饭菜，明明有些口渴，看到茶几上新鲜的果盘，毫不犹豫地又大吃了一顿。这样肆无忌惮地吃喝，又在春天，疾病就找上门来了。睡觉前，明明觉得自己的肚皮瘙痒难忍，伸手去抓才发现起了一片一片似风团样的小疙瘩，面积虽大小不一，但颜色鲜红，还伴有腹痛、恶心、呕吐等症状。妈妈带他赶紧到医院就诊，急诊科医生说是风疹，给予拔罐治疗，选择了大椎、曲池、血海、神阙拔罐，每日1次。治疗3日后，风团渐渐消退，伴随症状也随之改善，明明的病好了。

"小妙招"——肺经腧穴治风疹疗效好

曲池穴是最常用的穴位。曲池在肘部，屈肘，肘横纹外侧与肱骨外上髁连线的中点是曲池穴。如果有发病急，风团色红，

"小提示"——注意饮食是关键

● 避免受风寒，注意卧床休息。

● 饮食以清淡、易消化的流食为宜，多饮开水。忌食辛辣刺激性食物，尤其不要接触易引起本病复发的食物，如鱼、虾、蛋类、奶类等。

● 防止瘙痒抓破皮肤引起感染。

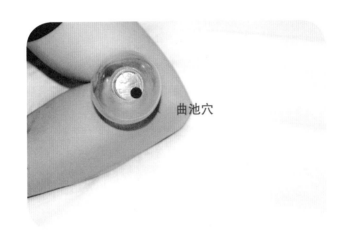

曲池穴

灼热瘙痒；兼见发热、恶寒、咽喉肿痛、心烦口渴、胸闷腹痛、恶心欲吐等症状，可选用曲池穴进行拔罐治疗。首先用止血钳或镊子等夹住95％的酒精棉球，一手握罐体，罐口朝下，然后点燃酒精棉球，将其伸入罐内旋转一圈立即退出，再迅速将罐扣在腧穴上，10分钟后就可起罐。

"小案例"——小腿瘙痒的老刘

老刘是一位 60 岁的大爷，多年来一直一个人在汕头工作，平时工作很辛苦，身边也没有人照顾，当然老刘也无暇关心自己。平时身体良好，有一次洗澡回来休息时，小腿有些痒，常年辛苦工作的他认为这样的事情很常见，也没有在意太多。然而从那以后小腿总会伴有瘙痒的症状，越痒越抓，越抓越痒，越痒越烦，老刘想偏偏这次的不在意却给他带来了这么大的困扰，有时小腿痒得让老刘很难入睡，痒得厉害时就用热水洗，然后涂无极膏，涂完之后瘙痒症状有些缓解，但终究没有完全解决。元旦放假回家探亲，因瘙痒剧烈，部分丘疹已被挠破，家人看到后很着急，也很担心，带着老刘去医院检查。经诊断，为皮肤瘙痒症。因之前的药膏效果不佳才导致病情加重，因此医生给老刘拔罐治疗，每日 2 次，3 天即见效，连续 1 周，症状消失。

"小妙招"——巧拔大椎来止痒

大椎是治疗湿疹的经验穴，大椎穴又称百劳穴、上杼穴，是手足三阳经的阳热之气由此汇入本穴并与督脉的阳气上行头颈。大椎在背部的正中线上，第 7 颈椎棘突下凹陷中（也就是颈部最高隆起处的下缘凹陷处）。当出现皮肤瘙痒等症状时，可在大椎穴用梅花针轻轻叩刺，以皮肤微微出血为度，可选吸力大的火罐拔罐，每次拔罐 10 分钟左右，每天拔罐 1 次。

"小提示"——保持清洁好习惯

● 生活方面。应注意保持衣服的清洁、柔软、宽松，洗澡水温不要太高，不用碱性肥皂和药皂，少用沐浴露等，可只用清水沐浴。沐浴后，马上涂润肤剂。

● 饮食方面。尽量多吃富含维生素 A 的食物，少食辛辣食物，不饮浓茶、咖啡，戒除烟酒。

● 避免搔抓，搔抓或形成皮肤抓痕及破溃，易引起皮肤感染。

● 加强锻炼，延缓皮肤老化，调畅情志，避免"越烦越痒，越痒越抓，越抓越痒，越痒越烦"。

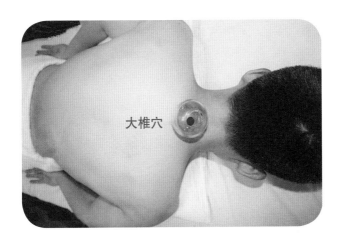

"小案例"——皮肤瘙痒的王同学

荨麻疹是一种常见的过敏性皮肤病，病因很难找到，某些慢性荨麻疹较难根治，要积极查治可能引发本病的原发病症和过敏原，避免与过敏原接触，患者要十分注意自己的周围环境和饮食等，一旦接触了过敏原就有可能诱发皮肤瘙痒。刚刚高中毕业的王同学，参加毕业 Party，朋友们聚到一起喝着啤酒，吃着各种菜品，尽情畅谈，回到家里洗澡时发现身上长出了很多豆瓣大的红色皮疹，接着就感觉很痒，由于喝了很多酒，昏沉沉的，就休息了，没有理会。第二天皮疹不但没有消反而更加瘙痒，然而隔了几天这种瘙痒的症状有所减轻，但是不知什么原因过了一段时间又出现瘙痒的症状，使得青春期的王同学脾气越发烦躁。然而皮肤瘙痒的荨麻疹的特点是皮肤出现鲜红色或苍白色风团，发无定处，忽起忽退，来去迅速，瘙痒不堪，消退后不留痕迹等，容易反复。于是王同学到中医诊所就诊，医生选择给他刺络拔罐法，治疗3次之后皮疹的瘙痒减轻很多。

"小妙招"——刺络拔罐法见奇效

刺络拔罐法是中医拔罐治疗的传统方法，并且广泛应用于临床，有一定的疗效。大椎穴位于颈部，第7颈椎棘突下凹陷中，是泄热解毒的基础穴位。首先用消毒棉球给腧穴部位进行消毒，用梅花针轻轻叩刺，以皮肤微微出血为度，然后拔罐，以

"小提示"——避免过敏原要谨记

● 在治疗期间忌食鱼虾、海鲜等食品，尽量避免接触过敏原。

● 多吃新鲜蔬菜和瓜果，多饮绿茶，保持排便畅通；禁止抓挠、碱性洗液止痒以及热水敷洗。

● 拔罐治疗本病效果良好，一般预后亦佳，但若临床发作时出现呼吸困难、窒息，为喉头水肿，应及时抢救。

● 治疗期间多注意保暖、避风，适当参加体育锻炼，避免劳累。

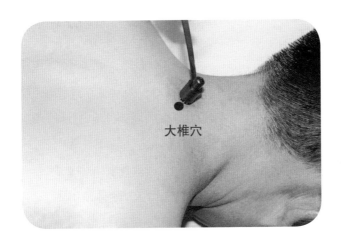

大椎穴

有较多血点冒出皮肤为度。再配合相关穴位用单纯拔罐法，留罐5～10分钟，每日1次，3次为1疗程。

"小案例"——满脸痘痘的小张

张某是一位年轻有为的 IT，可是最近他的额头、双侧面部多处粉刺 3 个月，额头部分粉刺出现黑头，无脓包，可能平素事业压力较大，喜好辛辣食物引起的。平时爱出席公众场合的他，无法面对他这张满脸痤疮的面孔，脸上的痘痘连续不断地长，不但有痘痘，还有刚刚消掉的痘印，于是小张尝试用各种办法处理脸上的这些痘痘和痘印，使用药物面膜治疗，白芷、白僵蚕、白及、杏仁、乳香、薄荷、白蔹、冰片、珍珠粉各 10g 研为细末，用蒸馏水将痤疮面膜粉调成糊状涂在面部（眼、口、鼻除外），敷面约 30 分钟后剥去，然后洗净面部，坚持了一段时间后有一定的效果，可是总是容易反复，很影响面部美观，因此来医院就诊就，被诊断为"痤疮"，中医又称"粉刺""肺风粉刺""酒刺"等，是一种毛囊、皮脂腺的慢性炎症。医生选择为他在大椎穴拔罐，每周治疗 1 次。2 次为 1 个疗程。治疗期间建议清淡饮食，合理作息。治疗 4 个疗程后，面部粉刺数目明显减少。

"小妙招"——大椎清热解毒效果好

大椎是治疗痤疮的经验穴，大椎为督脉与诸阳经的交会穴，可疏泄诸阳经的郁热，可通调局部经络气血、清热解毒、解郁散结。大椎穴可梅花针叩刺后拔罐，先局部消毒，用梅花针

"小提示"——调摄饮食，合理作息

● 治疗期间，调情志，少食辛辣、肥甘之品，勿滥用化妆品。

● 注意防晒，外出时可外搽含避光剂的膏霜类（如5%二氧化钛霜、5%水杨酸苯甲酸软膏）或撑遮阳伞等。

● 注意休息，避免熬夜、精神紧张。

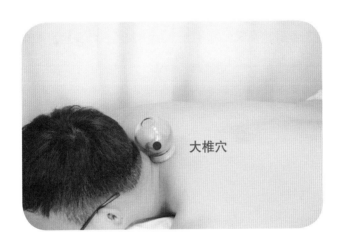

大椎穴

在最痛处叩刺至皮肤微出血，然后马上加拔火罐，留罐5～10分钟后起罐。拔罐要领：首先用止血钳或镊子等夹住95％的酒精棉球，一手握罐体，罐口朝下，然后点燃酒精棉球，将其伸入罐内旋转一圈立即退出，再迅速将罐扣在大椎穴上，每日1次，10天为1个疗程。

"小案例"——满脸色斑的李女士

29 岁还没有男朋友的小李春节回家后，迫于父母逼婚的烦恼和压力，年后几天，两颊上出现了两块色斑。初期服用了很多药物，效果都有一些，但是停药后没几天就又会长出来；她也用了一些祛斑的化妆品，但到头来把脸弄得越来越糟。她注意到，自从脸上出现色斑以来，原本正常的经期也变得不规律，月经周期无缘无故就会提前或推迟 8 ~ 9 天，毫无规律可言。经期还会出现胸胁、乳房胀痛等症状。朋友推荐其去一家中医院治疗。就诊后，医生诊断其是由于月经不调引起的，给予舒肝解郁的汤药，小李嫌熬煮中药太麻烦，改拔罐治疗。经治疗两周后面部色斑变淡，逐渐好转。

"小妙招"——疏肝理气三阴交，帮您消除黄褐斑

三阴交定位在足内踝尖直上 3 寸，胫骨后缘。当您在面部，以颧部、颊部、鼻、前额、颏部为主出现对称性的边界不清楚的褐色或黑色的斑片时，可选择在三阴交穴进行拔罐治疗。对于西医俗称的"内分泌紊乱"引起的色斑，中医讲究调理冲任、活血化瘀，故还可以配以关元、气海、血海进行拔罐治疗。嘱患者仰卧位，用小火罐或小硅胶罐、小抽气罐吸拔腧穴处皮肤，一般留罐 10 分钟左右，血海处可采用点刺放血，效果显著。

"小提示"——调摄饮食，合理作息

● 精神愉快，乐观开朗。

● 尽量少用含粉底性质的化妆品，避免使用劣质化妆品。

● 发病期间应尽量减少外出晒太阳或应加强防晒，包括撑遮阳伞、戴帽子或外涂防晒霜等。

● 避免进食有光感作用可以加重黄褐斑的食物，如黄泥螺、芹菜、灰菜、油菜、苋菜等。

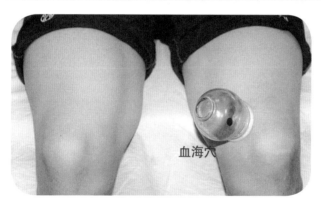

血海穴

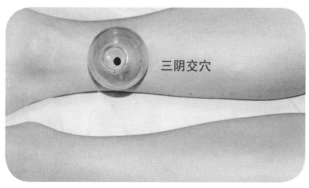

三阴交穴

"小案例"——头发稀疏的姜大爷

"农民的希望在田野上"，这句话说得太对了！春种秋收，年复一年，在这片熟悉的土地上，虽然辛劳，但却承载着农民朋友们全部的心血和希望。朴实的农民姜大爷也是一样，无论严寒酷暑，都在田地里辛勤劳作，冬去春来，风吹日晒，逐渐地，出现了头发稀疏，黄白不黑的状况，主要在额头处。开始他不以为然，没把这个掉头发当回事。慢慢地，前额的发际与鬓角也一直向上移，前头部与头顶部的头发越来越稀疏，变的发黄、发软。一年后，终使额顶部一片光秃。这时姜大爷才觉得有必要去医院看看究竟是什么原因导致的掉头发。于是在妻子陪同下来到省城中医院就诊。经检查，医生确定了拔罐的治疗方案，给他在膈俞、肝俞、风门穴上运用刺络拔罐法治疗，隔天1次。经治疗1周以后，发现头顶处由光滑变为粗糙，渐渐有茸毛长出，脱发症状明显改善。

"小妙招"——刺络拔罐法

刺络拔罐法对一系列脱发症状有立竿见影的疗效，是治疗脱发最常用的方法之一。如果有头发稀疏、头顶光秃，或者一段时间内掉发严重等症状时，就可取膈俞、肝俞、脾俞等穴位进行拔罐治疗。膈俞定位：在背部，当第7胸椎棘突下，旁开1.5寸。肝俞定位：在背部，当第9胸椎棘突下，旁开1.5寸。

"小提示"——出血数量要控制

● 起罐后，用消毒纱布或者棉球擦净血迹，每次吸出的血不可太多，3～5ml即可。

● 治疗后配合涂上生发液或者鲜姜汁，疗效更佳。

● 治疗期间多注意保暖、避风、避光。放血后24小时内尽量不要沐浴。

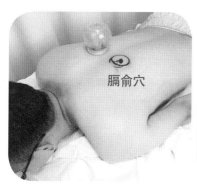

膈俞穴

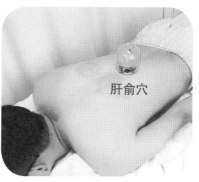

肝俞穴

脾俞定位：在背部，当第11胸椎棘突下，旁开1.5寸。其中膈俞是八会穴之一，因本穴来自心之下、脾之上的膈膜之中，为血液所化之气，故为血会，有养血和营、疏通经络的作用。首先用75%的酒精棉球消毒皮肤，再用梅花针、三棱针快速点刺腧穴局部，以皮肤红润稍有渗血为度。将火罐迅速拔在刺血部位，火罐吸着后，留置时精心观察出血多少决定拔罐的时间。血少可时间稍长，血多即刻取罐。一般每次留罐5～10分钟。

"小案例"——双耳鸣响的刘教授

教师是一份伟大的职业，它是人类灵魂的工程师。今年 50 岁的刘教授可谓将其一生都奉献给了教育事业，几十年如一日孜孜不倦地工作。又是一年毕业季，马上就要到了毕业论文答辩时间了，而多数学生的论文还没有达到要求。刘教授也很着急，一遍又一遍地帮学生修改、指导，连续好多天熬到后半夜一二点钟。一天早晨起来觉得嗓子发干、发紧，口苦，眼睛泛红，鼻腔干燥，鼻涕也略黏稠。吃了几天消炎药和感冒药，虽有些好转，耳朵里却出现严重的嗡嗡声。吃东西时两侧耳朵都有明显的响声，听力也多多少少有些下降，慢慢地耳朵里面有些疼痛，还有剧烈头痛等症状。开始觉得可能是由于睡眠不足导致的，可是经过休息之后耳内鸣响的症状仍然没有消失。于是来到中医院就诊。经耳鼻喉科检查外耳道、耳膜均无明显异常，听力检查为感应性耳聋。中医诊断：耳鸣。舌质红，苔黄，脉弦数。治疗：每天拔罐 1 次，每次持续 5 ~ 10 分钟，20 天为 1 个疗程，10 天后，耳朵内鸣响的症状发作频率明显降低了，头晕消失，舌苔变得薄黄，2 个疗程后，耳朵再也没有疼过，听力恢复正常，刘教授完全康复了。

"小妙招"——太冲治疗耳鸣效果佳

太冲穴位于位于足背第一、二跖骨结合部之前的凹陷处，是足厥阴肝经上的腧穴；足厥阴肝经从足出发，沿着下肢内侧，

"小提示"——良好心态是关键

● 要有乐观豁达的生活态度。

● 避免在强噪声环境下长时间逗留或过多地接触噪声。

● 由于耳鸣起病较慢、病程较长，故治疗一般也需要很长时间。因此，患者在治疗过程中要有恒心、耐心，积极配合，不要轻易放弃。

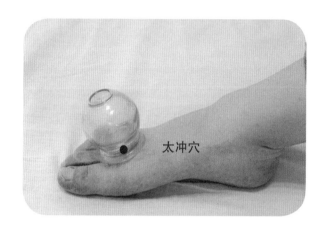

太冲穴

绕过生殖器，循着两胁，上达头顶。在太冲穴上拔罐具有疏肝理气、清利头目的作用。当出现耳鸣如潮或呈风雷声，突然发作，声音较大等症状，并伴有听力减退、耳痛或流脓、眩晕、面红目赤、口苦、便秘时，可选择在双侧太冲穴处进行拔罐治疗。局部消毒后，采用闪罐法在穴位上拔罐，留罐 5 ~ 10 分钟。每日 1 次，20 天为一个疗程，疗效确切。

"小案例"——泪流不止的赵阿姨

赵阿姨今年 63 岁，已经退休好几年了。总体来说身体还算不错，只是因轻微痛风需要经常口服别嘌呤醇片 100mg，每日 3 次。平素眼睛没有发现任何异常情况，既不红，又不肿，也不痒。可就在全家十一外出旅游期间，一天爬山回来之后就出现了双眼发红、疼痛、畏光、流泪等症状，且逐渐加重。于是匆忙回家，到当地医院就诊。经检查发现双眼睑轻度水肿，结膜也有些充血，同时伴有泡沫状分泌物。右眼角膜实质全层混浊，全层上皮脱落，形成溃疡，前房有少量积脓；左眼角膜呈弥漫性表层点状浸润混浊，荧光素染色阳性。其余检查均未见异常。西医诊断为双眼急性结膜炎，予以氧氟沙星滴眼液外用于双眼治疗后，上述症状继续加重，赵阿姨还出现了口腔内部溃疡，甚至在全身皮肤上起了好多的片状斑疹。后到中医眼科就诊，告知其是由于常年服药加上年纪大，有些肝肾阴虚，而外出又受冷风刺激所致。于是给予放血拔罐治疗，每日 1 次，3 天即有好转，一周即愈。

"小妙招"——巧拨印堂有奇效

印堂穴是经外奇穴，位于人体的面部，两眉头连线中点，有定惊息风、活络止痛之效。同时，它还是人体三大经络的汇集之地，分别是：起于内眼角的足太阳膀胱经、起于鼻旁的足阳明胃经和从印堂正中穿过的任脉。膀胱经主宰人体的阳气，胃经

"小提示"——用眼卫生最重要

● 平时注意用眼卫生，保持局部的清洁，不可用手和脏手帕揉眼。

● 患处不能包盖，要保证分泌物从结膜中顺利引流。

● 患病期间，可选用干净毛巾敷眼，不可热敷，需用冷敷。

● 还要注意休息和营养，不要吃辛辣的食物。在不确定该病的情况下，一定要去眼科检查确诊病因，对症治疗。

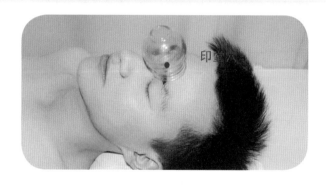

主宰血气，任脉则主宰人一身之阴。中医认为，迎风流泪主要是由于肝肾阴虚、肾气不纳，而又外受冷风刺激所致。泪为人身五液之一，日久则流泪不止，难辨物色，甚至失明。可见，迎风流泪并非小病，应及早就治。当突然出现双眼发红、发痒，外出时被风一吹，眼泪就不自觉地流下来，眼睛模糊，影响视力时，可以采用在印堂穴拔罐的治疗方法。首先，对腧穴部位皮肤进行消毒，再施以闪罐法进行治疗。每日1次，一般三天症状就能减轻。

"小案例"——红眼病的小伟

夏季，不但是一个气候炎热的季节，同样也是一个细菌繁殖增多的季节。公共场所，被誉为细菌聚集的常驻之地，增加了人们患有传染疾病的概率。然而，这个时期，很多人都会选择去公共游泳馆游泳，来缓解一下夏日的炎热。炎炎夏日，大汗淋漓的小伟决定去游泳馆游泳。从泳池出来，他突然感觉自己的眼睛有点难受。平常不注意用眼卫生的他，总爱用手去揉眼睛，时间一长，小伟觉得眼部瘙痒、发红，有时有砂粒样的感觉，痛苦难忍。回到学校，同学们都嘲笑他的眼睛像兔子一样红。小伟妈妈得知情况之后，马上带小伟去当地的中医诊所就诊，医生在小伟的太阳穴点刺出血后拔罐，治疗一段时间后。小伟的症状全部缓解了。

"小妙招"——巧用刺血太阳加拔火罐

太阳穴，位于颞部，当眉梢和目内眦之间，向后约一横指的凹陷处。太阳穴在中医经络学上被称为"经外奇穴"，同时也是治疗目赤肿痛等眼部疾病的重要穴位。取双侧的太阳穴，患者坐位，用三棱针点刺穴位，有血液流出时加拔玻璃火罐，使血流入罐内。每两日1次，治疗1～2次症状即可减轻。

"小提示"——个人卫生是关键

● 勤洗手，少揉眼睛，少去游泳池等公共场所、养成良好的个人卫生习惯。

● 如果已感染上"红眼病"，应尽快隔离，不要与家人共用脸盆、毛巾等；用过的洗漱用品每天煮沸消毒或开水浇烫；接触使用的物品，须用 75% 的酒精擦拭消毒或煮沸消毒。保持清洁，防止传染。

● 如果一只眼睛先患上了"红眼病"，要注意睡眠姿势，病眼侧在下，防止感染另一只眼睛。

● 可用板蓝根、野菊花、夏枯草、黄芩、栀子、金银花等熬汤或泡茶服用，提高自身免疫力。

● 拔罐后不可立即洗澡，拔罐期间忌食辛辣之品。

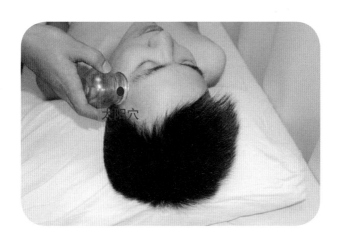

太阳穴

"小案例"——睑腺炎的李女士

化妆是爱美女性每天必不可少的一部分，眼线是每个女性朋友的化妆必备，但也常常引发一些健康问题。李女士是一名公司白领，爱美的她经常使用眼线液、眼影和睫毛膏。每当上班前，便会照着镜子，把自己仔细打扮一番，让自己变得十分美丽和自信。然而最近，却有一件事让她渐渐地担忧起来。一日清晨，李女士刚起床，不经意揉了揉自己的眼睛，发现在自己的眼睑部出现了小硬结，而且有胀痛和压痛的感觉。几天后，硬结在睫毛根部行成了黄色脓包，这让爱美的她十分担心。于是她去了一家附近的中医院就诊，这才发现，原来，真正的原因是她经常使用的这些化妆品，造成了她的眼睑分泌泪液的毛孔堵塞，从而导致了睑腺炎。于是，医生在她的肝俞穴上刺络拔罐一段时间后，李女士发现，睑腺炎神奇地痊愈了。

"小妙招"——巧用刺络拔罐肝俞穴

肝俞穴位于第 9 胸椎棘突下旁开 1.5 寸处。膀胱经的肝俞穴是治疗肝火旺盛引起的疾病的常用穴。取双侧的肝俞穴，患者俯卧位点刺肝俞穴，有血液流出时加拔玻璃火罐，使血流入罐内。每次留罐 5 ~ 10 分钟，每两日 1 次。

"小提示"——切忌用手挤压是关键

● 由于是刺血拔罐，一定要注意点刺放血时局部皮肤的清洁，拔罐后更要注意保暖，避风寒。

● 不可在大血管上进行刺络拔罐，以免出血过多。若取罐后针孔有出血，可用干棉签擦去。注意出血量，一般控制在1～3ml。

● 在脓头未形成之前可做热敷，以促进化脓，轻的炎症也可在热敷后完全消失。

● 当脓头出现时切忌用手挤压，因为眼睑血管丰富，眼的静脉与眼眶内静脉相通，又与颅内的海绵窦相通，而眼静脉没有静脉瓣，血液可向各方向回流，挤压会使炎症扩散，引起严重并发症，如眼眶蜂窝织炎、海绵窦栓塞甚至败血症，从而危及生命。

● 不要用脏手揉眼睛，以免使细菌进入眼内，引起感染。

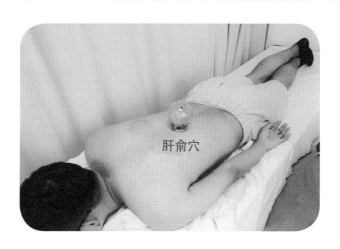

肝俞穴

"小案例"——被近视困扰的小唐

背着一个厚重的大书包，鼻梁上架着两片闪亮的镜片，如今这种标志性形象的中小学生越来越多。小唐是一名初三的学生，今年，对于即将参加中考的他来说，的确迎来了一个关键性的时刻。努力刻苦的他，每每放学后，都需要做大量的作业与习题。每个夜晚，对于他来说，都少不了台灯和书桌的陪伴。长期阅读书籍，让他感觉到自己的眼睛很不舒服，眼睛常常很干涩，有时候甚至看书本的字都变得十分模糊。眼睛的问题一直困扰着小唐，妈妈得知了小唐的眼睛出现了问题，也十分着急，于是立刻带着小唐去医院做了相关的检查，检查结果为弱视，配镜矫正。但是，过了一段时间，小唐的视力依然下降得很快。妈妈这次来到了中医院就诊，检查显示：双眼无角膜、巩膜及结膜炎性反应，瞳孔居中。远视力检查：右眼0.8，左眼0.5。诊断为近视眼。医生采用拔罐光明穴的方法进行治疗，每周3次，同时叮嘱小唐的妈妈一定要让小唐每天坚持做眼保健操，一个月后复诊，小唐的视力果然未减退。半年后随访，右眼1.0，左眼0.7。

"小妙招"——近视痛苦不要愁，光明帮你来解忧

光明穴位于人体的小腿外侧，当外踝尖上5寸，腓骨前缘。光明穴是治疗近视的重要穴位。当出现目视昏暗、眼睛疲劳、视力减退等症状时，可选择在光明穴进行拔罐治疗。用止血钳或镊

"小提示"——好的用眼习惯是关键

● 多做眼保健操来护理眼睛，注意饮食方面的调理，多吃富含蛋白质的食物，注意维生素 B_1、维生素 A 等的摄入，增加营养。

● 注意灯光亮度，灯光不宜太亮，书桌台灯、节能灯建议 13W 较为适宜。

● 多做户外运动，增强体质，每天至少保证 2 小时的户外活动；注意休息，保证每晚睡眠充足，达到 9 ~ 10 小时。

● 改掉不良的用眼习惯，包括近距离作业、阅读习惯、经常使用电脑等。

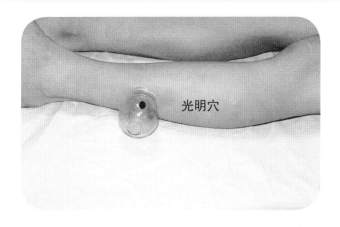

光明穴

子等夹住 95% 的酒精棉球，一手握罐体，让罐口朝向下方，点燃酒精棉球后，将其伸入罐内，旋转一圈后，立即退出，再迅速将罐扣在光明穴上，5 ~ 10 分钟后起罐。

"小案例"——被体重折磨的李女士

刚当上年轻妈妈的李女士，自分娩后身体逐渐变胖，18个月以来，体重一直超标。一直被自己的体重所困扰的她，每每照镜子的时候，都会莫名地感到十分不自信。就在最近这几天，李女士发现自己的体重仿佛又在增加，走起路来也感觉十分不灵活，大便干结，还特别容易出汗。她突然意识到，自己的肥胖一定是问题的根本所在。于是，她下定决心采取节食的方法，来减轻自身的体重。贪吃的她，仍然放弃不了每日盘中的美味佳肴，同时，自己也知道节食不是一个好方法。减肥，成为李女士心中最大的难题。于是，她来到附近的一家中医院寻求帮助，希望能够减轻自己的体重。医生在治疗前对她进行了一般检查：身高 155 cm，体重 68 kg，腰围 110 cm，臀围 112 cm，体重指数 28.3。李女士被诊断为单纯性肥胖。医生于中脘穴拔罐治疗。治疗 3 个月后体重明显减轻，伴随症状也逐渐消失，同时，不良的饮食习惯也得到了基本纠正，体重降至 54.5kg，腰围 105cm，臀围 108cm，体重指数 22.7。随访 1 年余，体重无明显反弹。李女士终于又恢复了自信。

"小妙招"——中脘调脾健胃显奇效

中脘穴，位于人体上腹部，前正中线上，当脐中上 4 寸。减肥重在调理脾胃、行气导滞、润肠通便。中脘穴，为胃经的

"小提示"——调摄饮食，合理作息是关键

● 饮食平衡合理，采用合理的饮食方法，做到每日三餐定时定量，粗细杂粮搭配，荤菜、素菜搭配，保证营养，适度节食，早餐吃饱，中餐八分饱，晚餐七分饱。

● 加强运动锻炼，每天保证 30 分钟以上的有氧运动，纠正久坐少动的生活方式。

● 保持健康的生活习惯，根据年龄不同，合理安排自己的睡眠时间，既要满足生理需要，又不能睡眠太多。

● 保持心情舒畅，良好的情绪能使体内各系统的生理功能保持正常运行，对控制体重能起一定作用。

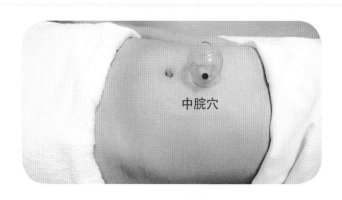

中脘穴

募穴，腑之所会，属奇经八脉之任脉，是治疗肠胃疾病的主要穴位。在此穴拔罐时，用止血钳或镊子等夹住 95％的酒精棉球，一手握住罐体，罐口朝下，点燃酒精棉球，伸入罐内旋转一圈立即退出，再迅速将罐扣在中脘穴上，5 ～ 10 分钟后起罐。